専門医が教える

腸ストレッチでお腹スッキリ!

松生恒夫
松生クリニック院長 医学博士

マイナビ

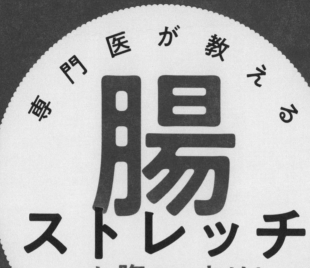

はじめに

お腹の不調は、健康・長寿・美容、すべてに悪影響です！

お腹の不調の代名詞、お腹の張り＝腹部膨満感の解消に必要なのは、お腹のガスを抜くこと。

私は、胃・十二指腸内視鏡検査や大腸内視鏡検査を主体とする消化器内科専門医です。その私が、**日々のクリニックでの施術を通して編み出したのが、お腹のガスを抜く「腸ストレッチ」**です。

私が考案した腸ストレッチは、実際に日々の治療の現場でおこなっているもので、医学的根拠や医療現場での実証があり、効果のあやふやな腸へのストレッチとは異なります。

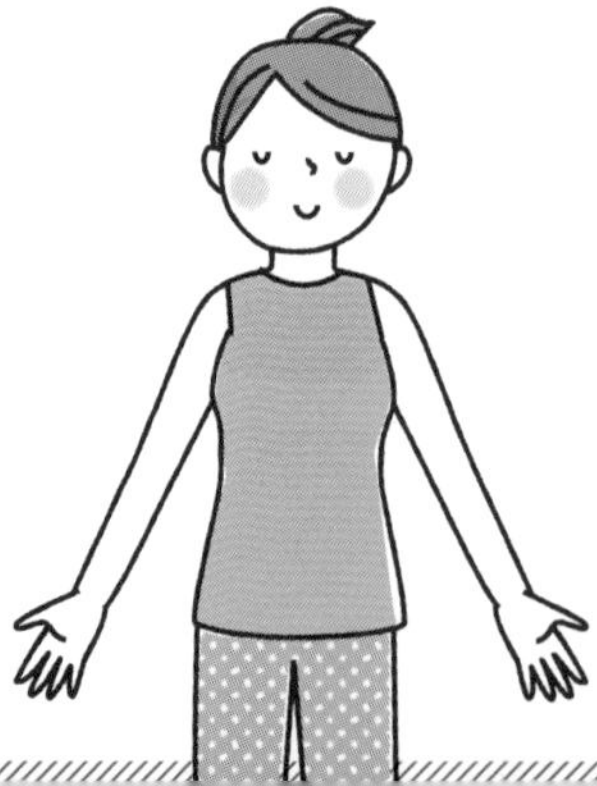

自宅で、職場で、お腹が張って体調がすぐれないときに、簡単な腸ストレッチを試してみてください。

お時間があれば、夜寝る前に、ご自身で、あるいはパートナーにお願いして、基本の腸ストレッチ（本文42ページ参照）をおこなってください。

お腹の不調について自覚症状がなくても、**お腹に溜まったガスを抜くことは健康的な腸内環境＝腸内フローラづくりに効果的**です。

ご自身で、あるいはパートナーにお願いして、この基本的な腸ストレッチをおこなうだけで、溜まったガスが外に排出されます。

私の考案した腸ストレッチで、快腸ライフを手に入れてください。

松生クリニック　院長　松生恒夫

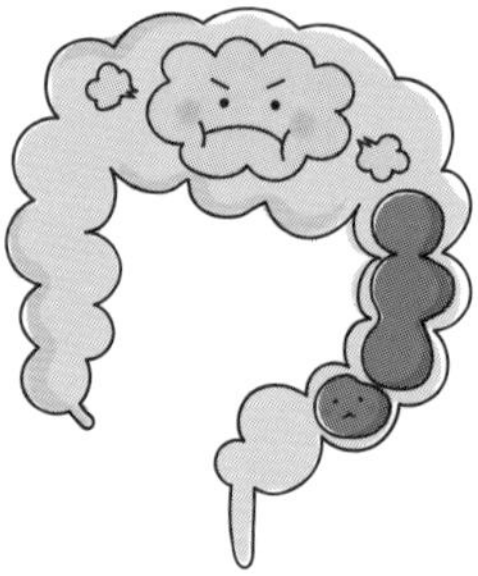

PART 1
腸ストレッチに効果がある理由

PART2 腸ストレッチをやってみよう！

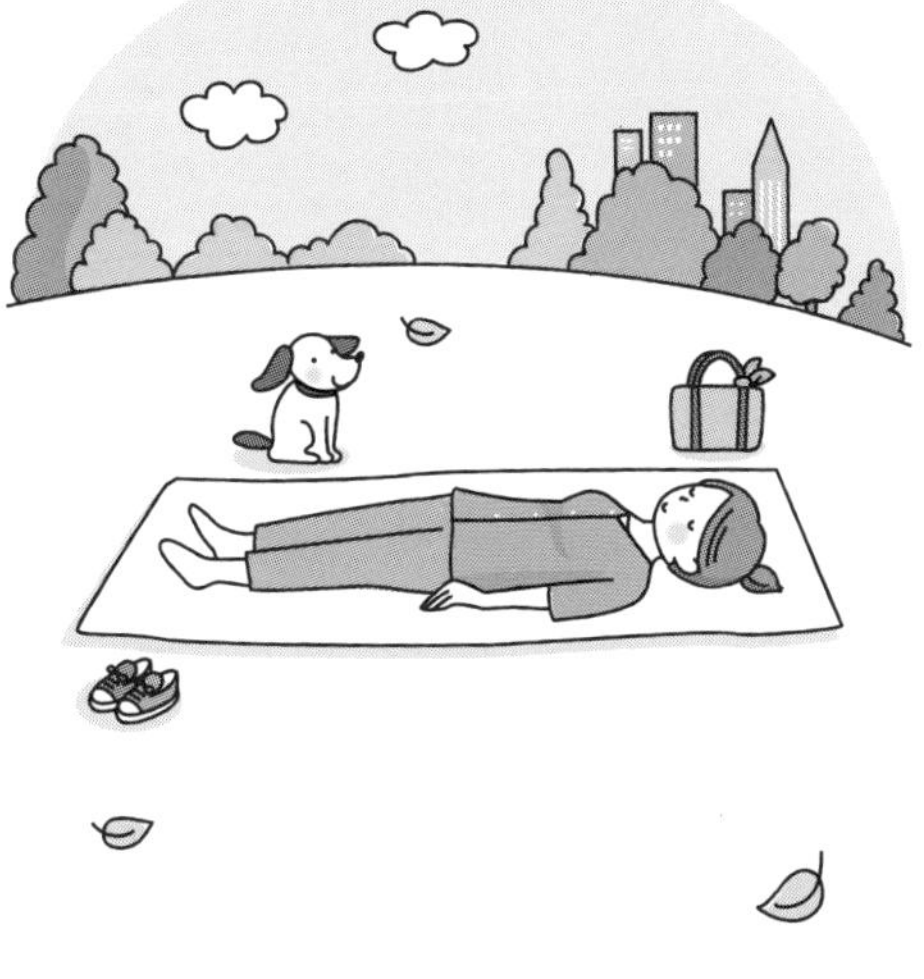

PRAT3

日常生活の中で腸ストレッチを続けよう

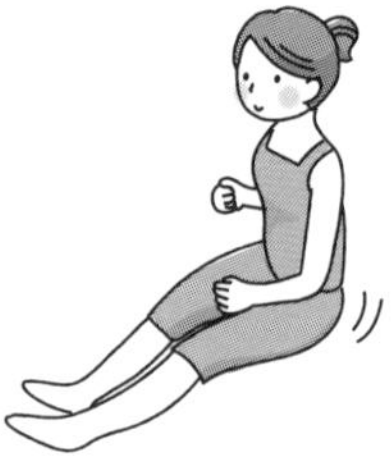

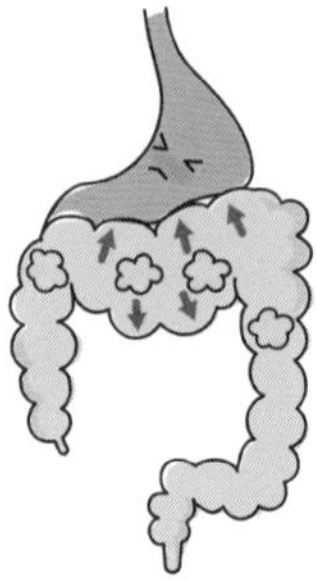

PART4

腸ストレッチを効果的にする食事・運動

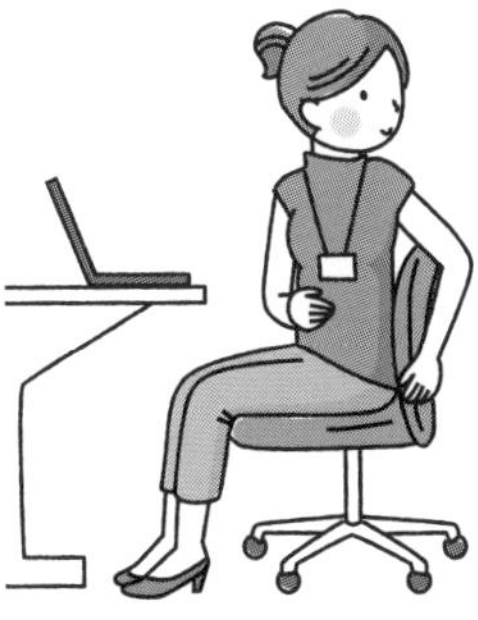

本書の使い方

本書は、以下の4パートに分かれています。

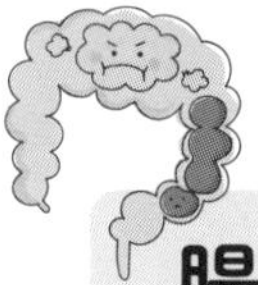

PART1
腸ストレッチに効果がある理由

PART2
腸ストレッチをやってみよう!

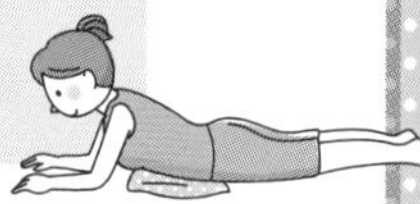

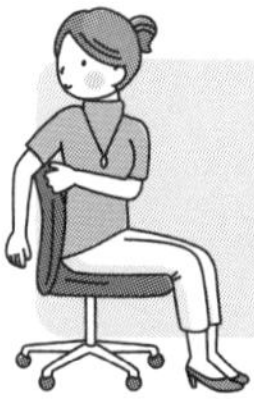

PART3
日常生活の中で腸ストレッチを続けよう

PART4
腸ストレッチを効果的にする食事・運動

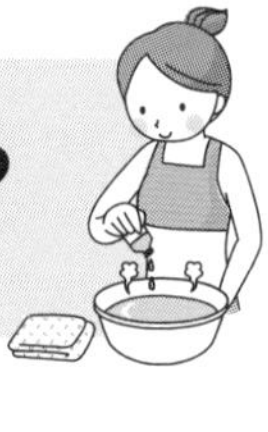

PART1 で腸が不調になる原因と、腸ストレッチにどのような効果があるのか理解しましょう。 PART2 では実際に腸ストレッチをおこないます。 PART3 は腸ストレッチの応用編で、さまざまな環境や時間がない中での腸ストレッチの活用のしかたを解説します。
PART4 では、知っておくと腸ストレッチがより効果的になる食事・運動などを解説します。
今すぐ腸ストレッチを実践したい! という方は PART2 の11から読み始めてください。

◆本書の内容は2020 年9月末現在のものです。
◆文中敬称略。

PART 1

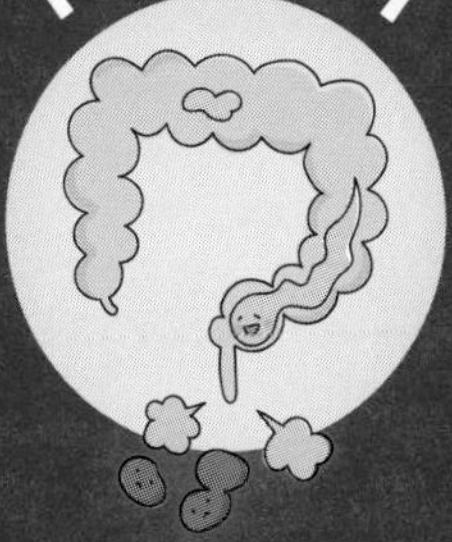

腸ストレッチに効果がある理由

01

腸の好不調が健康と寿命に影響する

最近、腸に不調をきたす人が多くなりました。そのため、腸の不調を改善する諸説が多数発表されています。一口に腸の不調といっても、さまざまな症状があります。**中でも多いのがお腹の張り＝腹部膨満感**です。

腹部膨満感は、ふだんはまったく便秘ではなく、排便状況が比較的良い人でも感じるものです。ましてや便秘傾向～硬便～便秘といった症状の人では、腹部膨満感の症状が強く見られます。

また、便秘症の人は、腹部膨満感以外にも、倦怠感、頭痛、肩こり、肌荒れなどの症状に悩むことが多いです。そこで、「健常者」と「便秘症の人」の2グループに分けてアンケートをおこない、どの程度の人がこのような不調を感じているかを調査しました（図1参照）。このように健常者でも便秘症の人でも、いずれも腹部膨満感（お腹の張り）を覚える人の率がもっとも高かったのです。

また図2に示すように、ジョハンソン・JFらのおこなった米国のインター

図1 健常者と便秘症の人の自覚症状

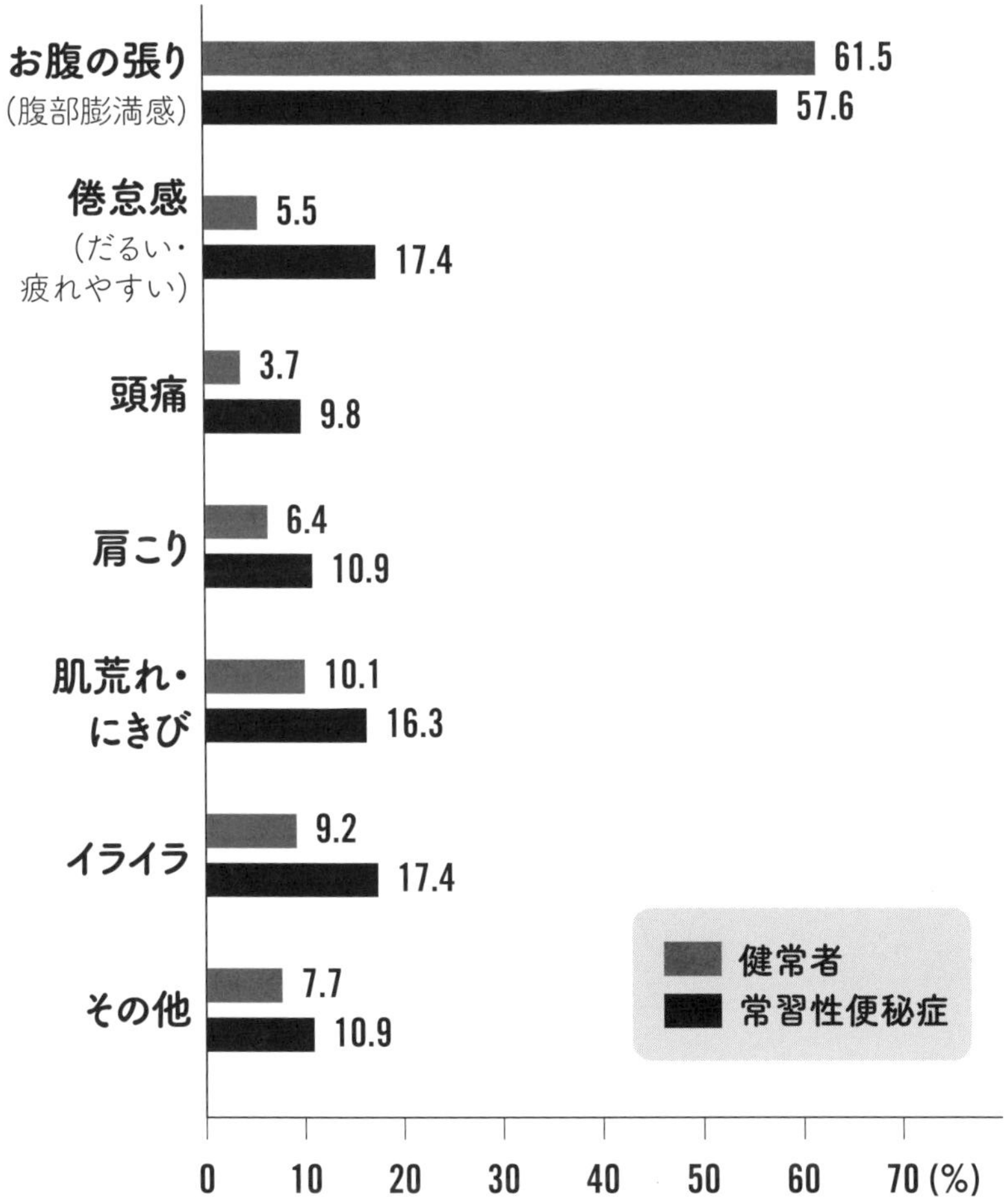

2001年松島病院大腸肛門病センターにおいて調査

私が以前に勤務していた松島クリニックで健常者500人、便秘症の人500人へのアンケート調査を実施したところ、健常者でも意外とお腹の張り（腹部膨満感）を認める人の割合は、便秘症の人と同程度に認められたのです。

ネットパネル調査においても、腹部膨満感を覚える人の率が高かったのです。

では腸の不調（特に便秘傾向～便秘症の人）がある人は、どのような危機感を持ったほうがよいのでしょうか。


２０１０年のＪ・Ｙ・チャンらによる報告があります（図3）。Ｊ・Ｙ・チャンらは１９８８年から１９９３年にアメリカ、ミネソタ州の20歳以上の５２６５例に対し、消化器症状評価アンケートをおこないました。

アンケートに回答があり調査可能であった３９３３例を対象とし、２００８年までの生存状況を行政の死亡記録によって確認し、機能性消化管障害と生存率の関係を調査したのです。

その結果、**慢性的な便秘がある人よりも、ない人のほうがさまざまな病気にかかりにくく、あきらかに生存率が高かった**と報告しています。つまり、慢性的な便秘症があると寿命が短くなる可能性があるのです。したがって、少しでもお腹がスッキリした状態で生活できたほうが長生きできるということが示されています。

図2　便秘症状とQOL

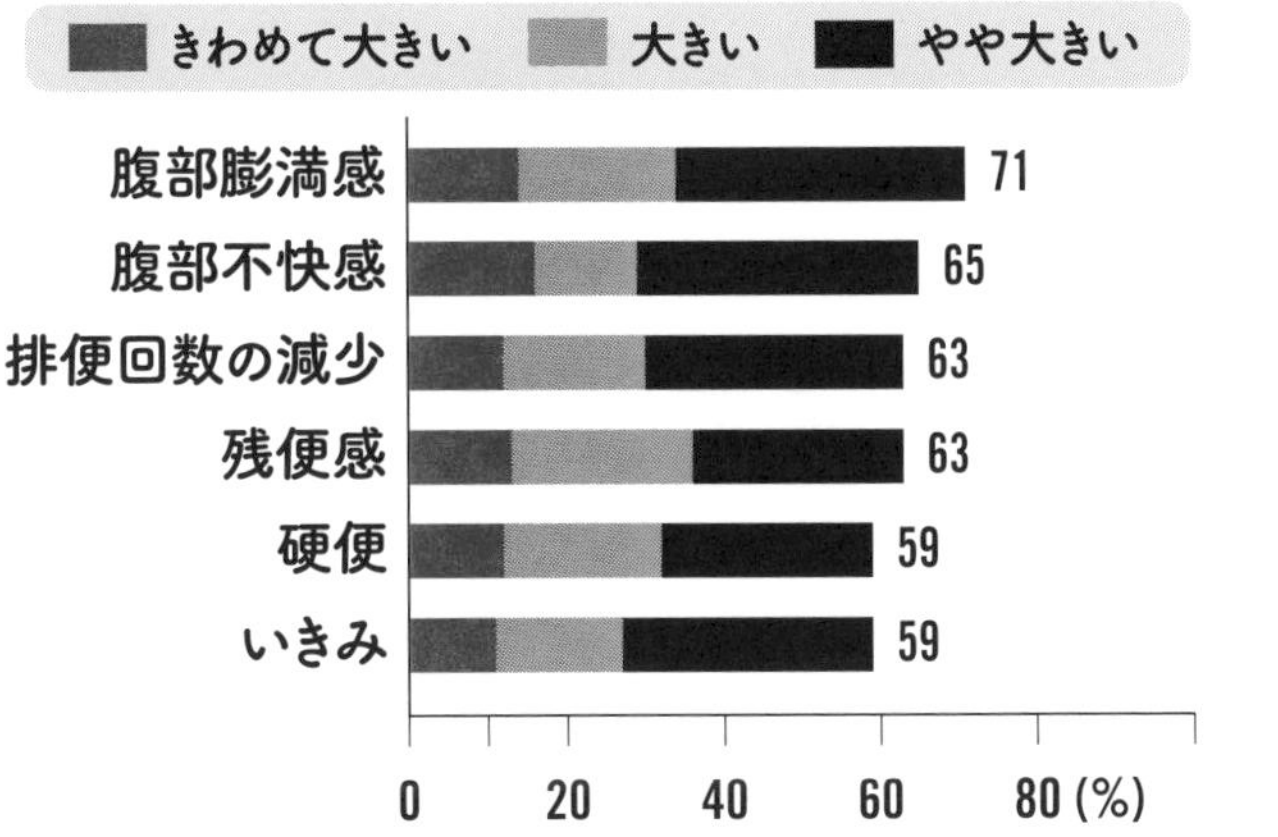

「Johanson JF Krelstein J : Aliment Pharmacol Ther 25 : 599-608, 2007」より改変

Johanson J.F らによって 2007 年、557 例を対象にして米国のインターネットパネル調査がおこなわれた。各種の便秘関連の症状を調査している。その結果、腹部膨満感を認める割合が多かった。

図3　快便な人は長生きだった

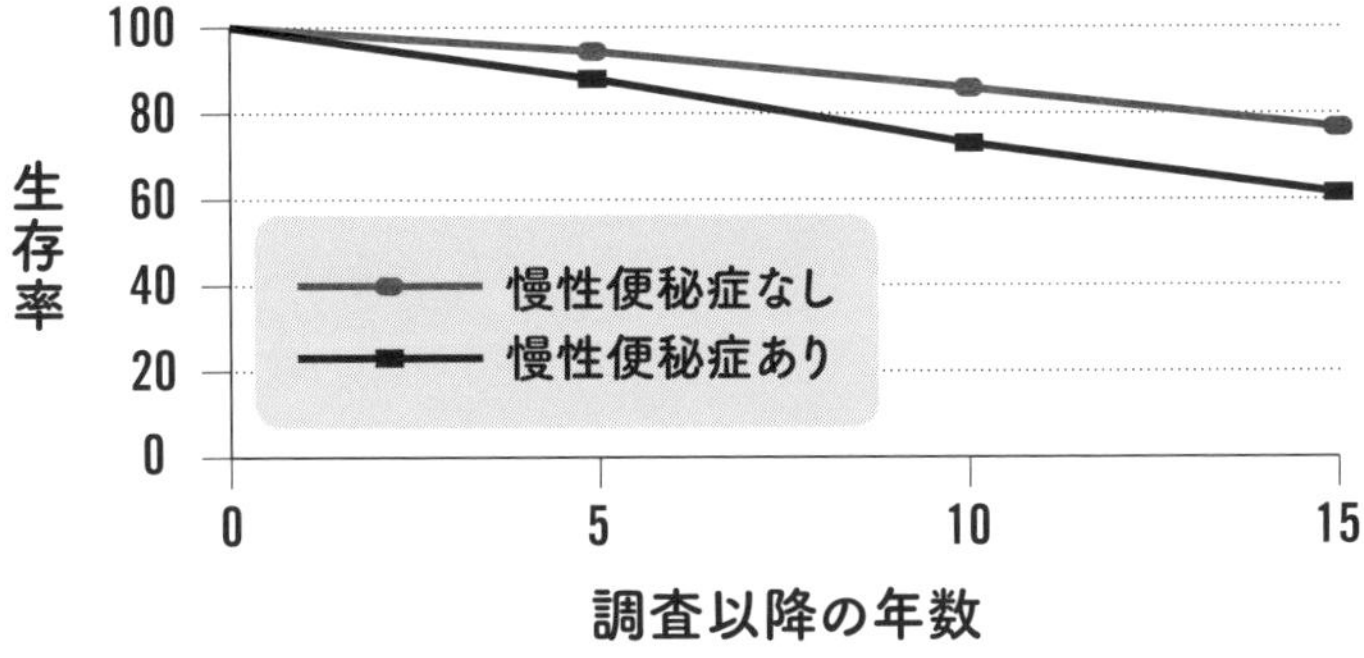

「Chang J.Y. et al. The American Journal of Gastroenterology. 105:822-832.2010」

この表及びデータなどは、便秘がない人のほうが生存率が高い、つまりは長寿につながるということを示しています。腹部膨満感が強ければ強いほど、便秘の程度が重い可能性があります。できるだけ、腹部膨満感を減らしたほうがよいのです。

02

腸が元気だと心も体も元気になる!

腸には、小腸と大腸とがあります。**小腸の役割は、①消化、②吸収、③免疫**であり、**大腸の役割は、①排せつ、②免疫の一部**です。腸が元気、つまり小腸・大腸が元気だと、主には大腸の症状ですが、腹部膨満感、排便障害(便秘)などの症状は起こりにくく、これらの症状がなければ、お腹スッキリ! ということになります。

実は、脳は腸が進化してできた臓器であり、ヒトの腸は脳と約200本の神経でつながっていると言われています。その関係で**腸の運動が悪化して腹部膨満感や排便障害などが出現すると、脳へも不快感が伝達される**のです。このような関係を「**脳腸相関**」といいます。大腸へ空気を注入することで不快感を与えると、大脳の異常が起こることがfMRIで確認されています。

つまり、**腸が正常に動いていれば、脳への不快感もなく、また寿命も長くなって体も元気**なのです。

小腸と大腸の場所とはたらき

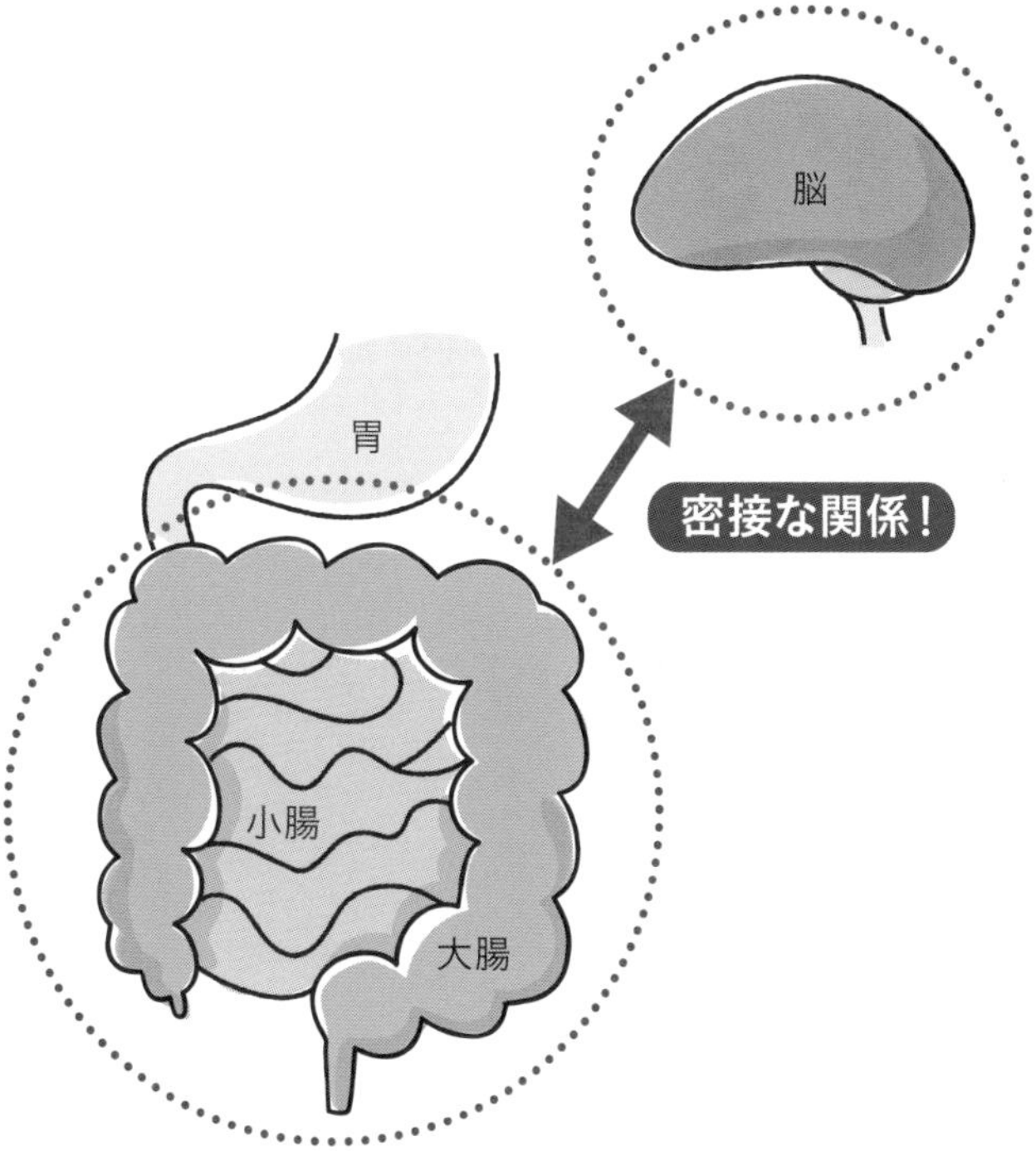

Point
- 腸は大きく分けると小腸と大腸がある
- 小腸は主に消化・吸収をおこなう
- 大腸は主に排せつをおこなう

03

若さを保つ秘密はリラックス腸

私は、腸にさまざまな負担がかかり、さまざまな症状（たとえば腹部膨満感など）を認める場合を**ストレス腸**と命名し、逆に何の症状もなく快適な状態である場合を**リラックス腸**と命名しました。若さを保つためには、リラックス腸である必要があります。

以前、私は、やや腸の不調を感じる女性10人に、1日にバナナ2本を30日間摂ってもらい、排便状況と、顔の皮膚の水分量、油分量の状況を、バナナ摂取前と後で比較する調査をおこないました。その結果、多くの人の排便状況が改善されました。同時に顔の皮膚の水分量が増加し、油分量も増加したのです。

簡単に言うと、**顔の皮膚がみずみずしくなり、若く見えるようになった**のです。これは腸内環境が改善することで、老廃物が血液に乗って顔の皮膚へ移行しなくなった可能性が考えられます。つまり、**リラックス腸になれば、若さを保つことが可能**だと考えられるのです。

図 バナナの効用

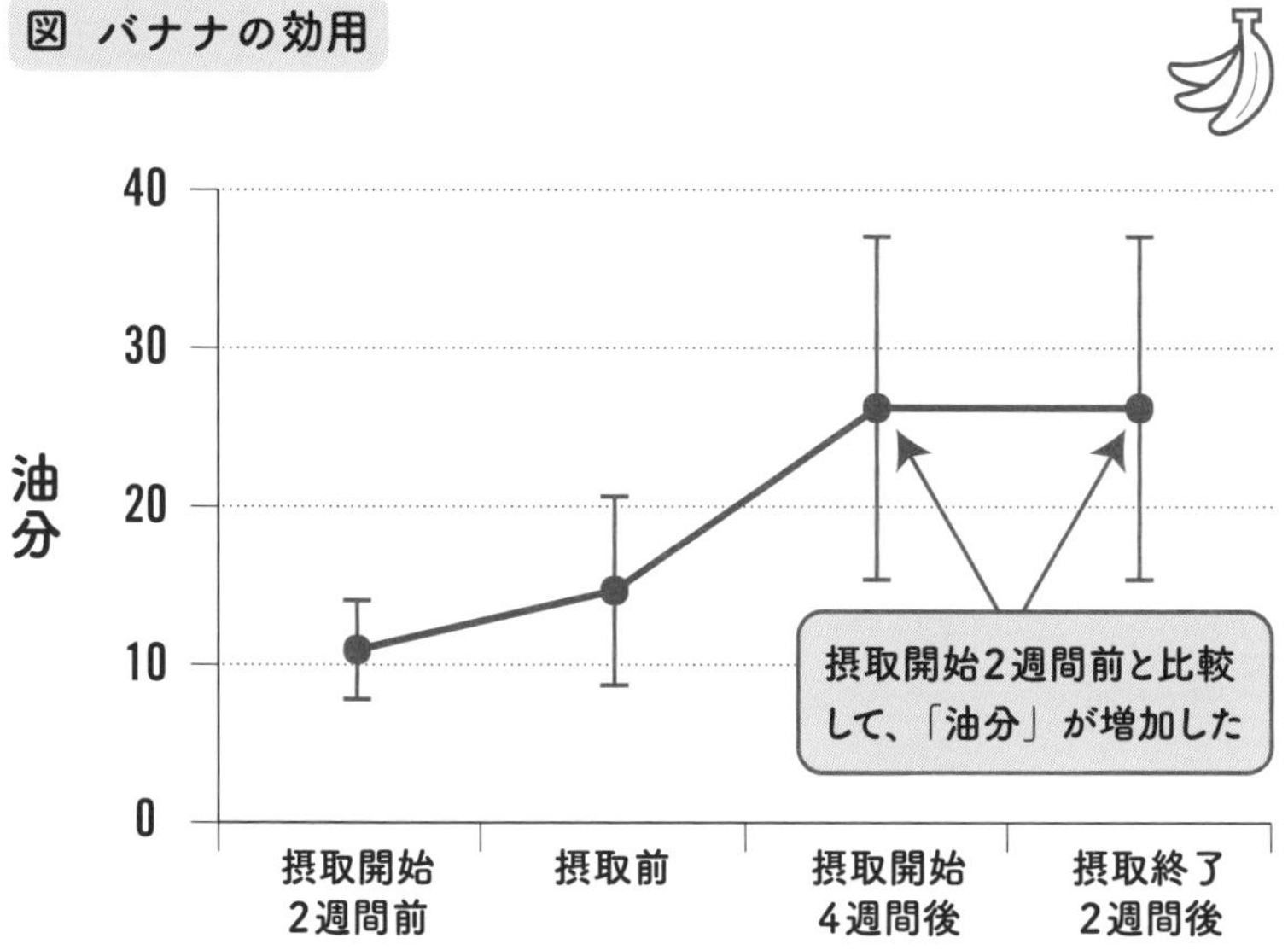
40
30
20
10
0
油分
摂取開始2週間前と比較して、「油分」が増加した
摂取開始
2週間前
摂取前
摂取開始
4週間後
摂取終了
2週間後

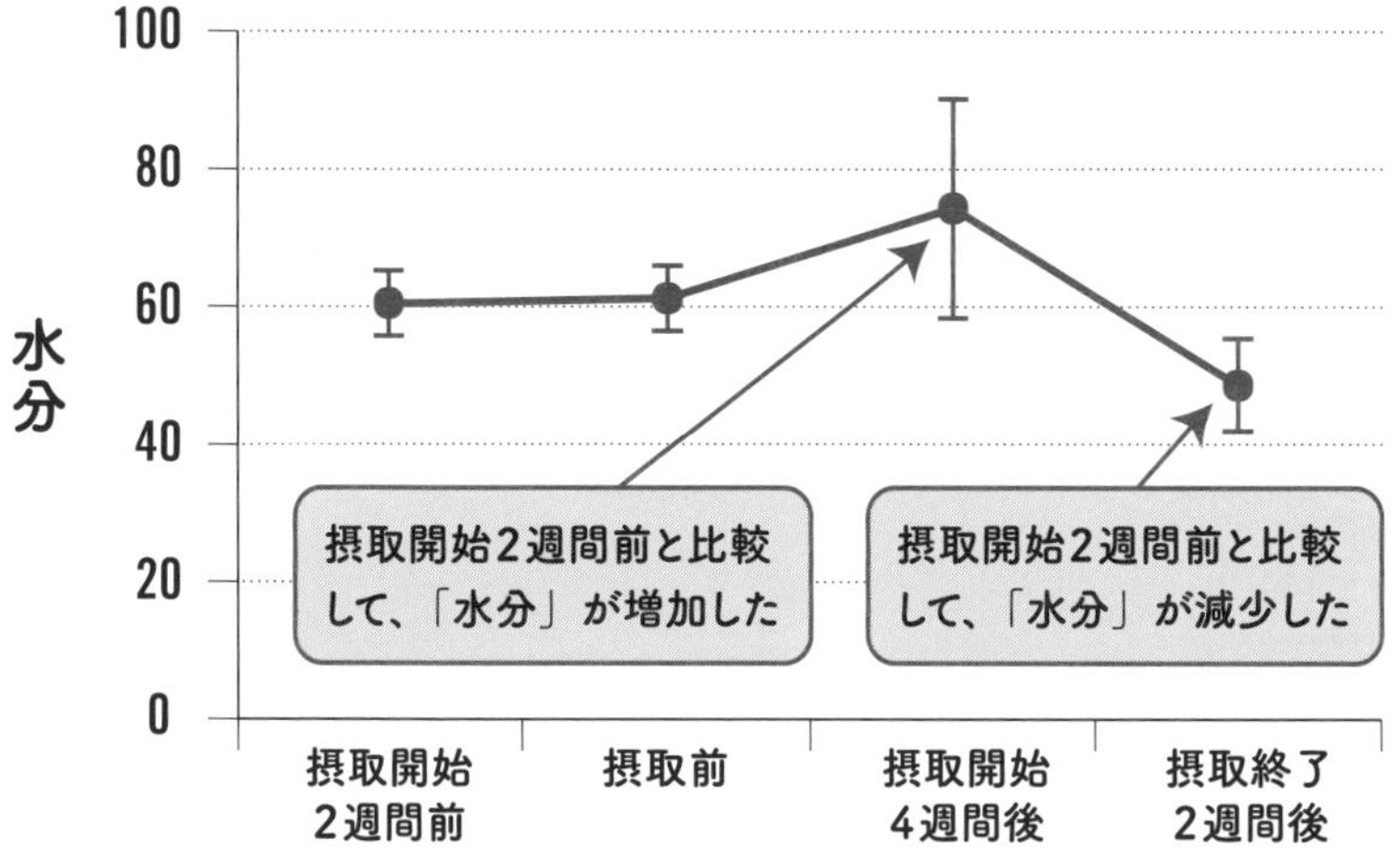
100
80
60
40
20
0
水分
摂取開始2週間前と比較して、「水分」が増加した
摂取開始2週間前と比較して、「水分」が減少した
摂取開始
2週間前
摂取前
摂取開始
4週間後
摂取終了
2週間後

04

あなたの腸のストレス度は？

　あなたの腸が「ストレス腸」か「リラックス腸」かによって、健康面で大きな違いが生じてきます。前述のように、若く美しく長生きするためには、腸が快適な状態であることが欠かせません。本書を読まれている人の中には、すでに腹部膨満感や便秘の人、自覚はないものの腸にストレスを感じている人もいるでしょう。腹部膨満感があると腸のストレス度が高まるので、腸ストレッチなどで解消する必要があります。
　左ページの質問に答えてあなたの**腸ストレス度をチェックし、腸ストレッチなどでリラックス腸になることをこころがける**ようにしましょう。

ＹＥＳが６〜10個：腸にストレスをじわじわ感じています。注意してください
ＹＥＳが11〜15個：危険信号です。今すぐ腸を活性化させましょう
ＹＥＳが16〜20個：腸に最悪の状態です。すでに何か症状が出ていませんか？

腸ストレッチ必要性チェック

- □ 01　野菜や果物はあまり食べない
- □ 02　料理はあまり自炊せず、外食が多い
- □ 03　むくみやすい
- □ 04　朝食は摂らないことが多い
- □ 05　お菓子を食べすぎて食事を抜いてしまうことがある
- □ 06　魚より肉のほうが好きだ
- □ 07　ダイエットをしても下腹部だけはポッコリ残る
- □ 08　それほど食べたり飲んだりしていないのに、なぜかやせない
- □ 09　水分はあまり摂らない
- □ 10　1年以上下剤を使っている
- □ 11　デスクワークが主で運動不足気味だ
- □ 12　いま便秘をしている
- □ 13　便が出た後も爽快感がない
- □ 14　トイレに行きたくなっても我慢してしまうことが多い
- □ 15　仕事や人間関係などのストレスが多い
- □ 16　1日の睡眠時間が6時間以下だ
- □ 17　にきびや肌荒れに悩まされている
- □ 18　納豆やヨーグルトはほとんど食べない
- □ 19　冷え症である
- □ 20　海藻類やキノコ類などはほとんど食べない

05

腸は内側・外側から元気にする！

最近よく聞く言葉に、「腸内環境」があります。この腸内環境＝腸の内面、つまり腸内フローラ（腸内細菌叢《そう》）なのだと思っている人が、たくさんいます。実は腸内環境は、３つの要素でなりたっています。

第一は食物、第二は腸管機能（腸管運動や腸管反射、便意など）、第三は腸内フローラの３つです。ですから、いくらヨーグルトなどを摂って、腸内フローラを改善した気になっても、一つも腸の症状（たとえば腹部膨満感など）が改善しない人がいるのです。

これは、腸内環境を構成する3要素が改善していないためなのです。腹部膨満感（お腹にガスが溜まっている状況）は、とてもつらいものです。

ですから、**腸内をよくすることも重要ですが、腸管機能が低下しているようであれば、腸の外からサポートすることも重要**です。その意味から、腸の外からのサポートである、「腸ストレッチ」は必要不可欠なのです。

図 腸内環境悪化の影響

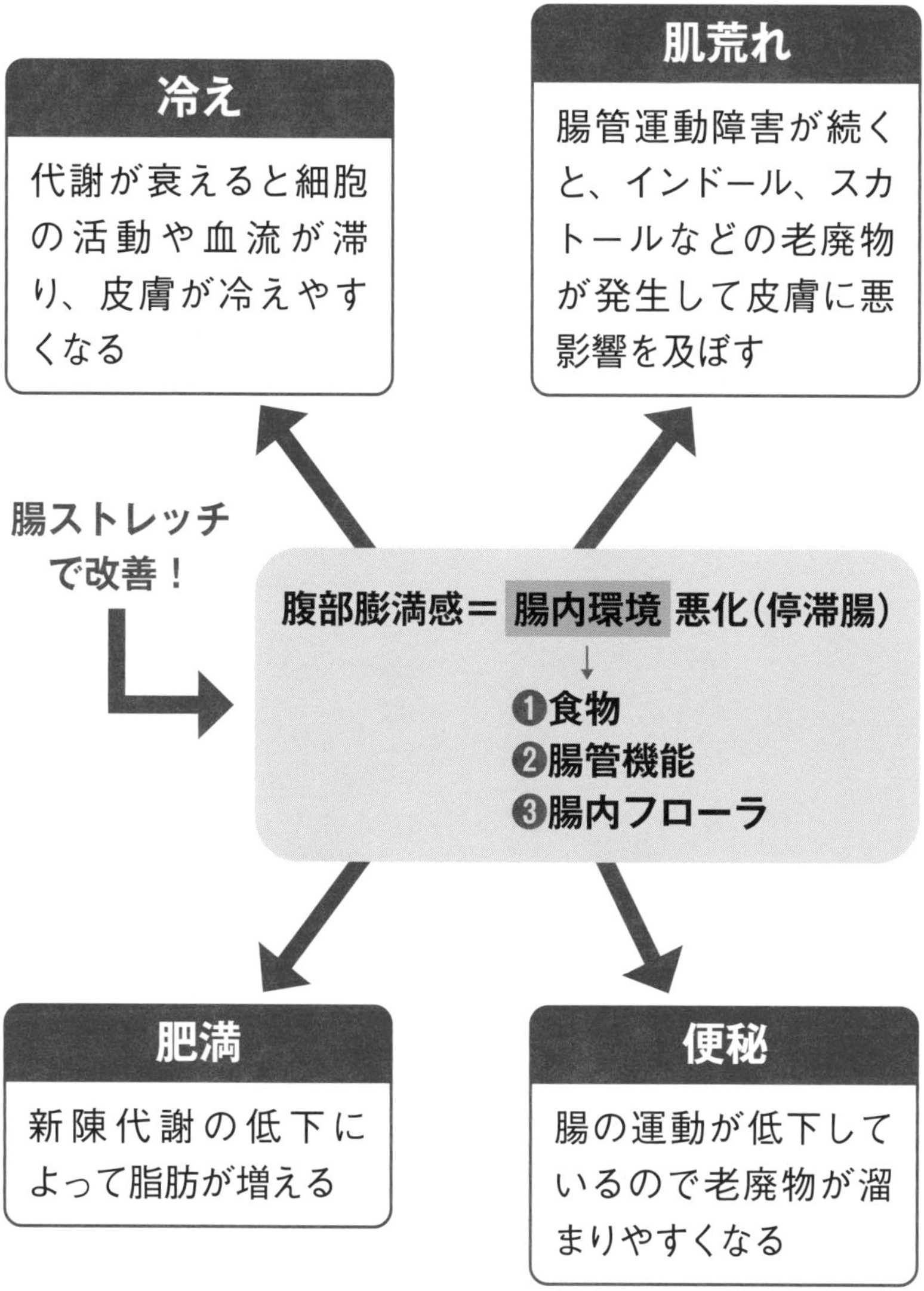
冷え
代謝が衰えると細胞の活動や血流が滞り、皮膚が冷えやすくなる
肌荒れ
腸管運動障害が続くと、インドール、スカトールなどの老廃物が発生して皮膚に悪影響を及ぼす
腸ストレッチで改善！
腹部膨満感＝腸内環境悪化（停滞腸）
❶食物
❷腸管機能
❸腸内フローラ
肥満
新陳代謝の低下によって脂肪が増える
便秘
腸の運動が低下しているので老廃物が溜まりやすくなる

06 大腸に溜まったガスの影響

01で解説したように、便秘でない人も、便秘の人とほぼ同率程度、腸にガスが溜まっていて、「お腹の張り（腹部膨満感）」が気になる人がいることがわかっています。

ガスが溜まってお腹が苦しくなる理由の一つに、「ストレス」が挙げられます。緊張したりストレスがあったりすると、多量の空気を無意識のうちに飲み込みやすくなります。「空気えん下症」と言って、飲み込んだ空気は、ゲップを我慢して口から外に出さないと、腸のほうに下ってガスになるのです。

また、人前でお腹が鳴ったりすると、「周りに聞こえなかったかな？」「また鳴ったらどうしよう」などと考えて緊張が高まります。するとと交感神経が刺激されて、胃腸の動きが低下し、ガスが溜まりやすくなるのです。

そして、これは私だけが指摘していることですが、横行結腸にガスが多く溜

図1　慢性便秘症において逆流性食道炎を認める割合

性別	逆流性食道炎例数	慢性便秘症例数	逆流性食道炎の占める割合
男性	8	39	2%
女性	38	481	7%
合計	46	520	9%

図2　慢性便秘症において逆流性食道炎を認めた症例の年齢分布

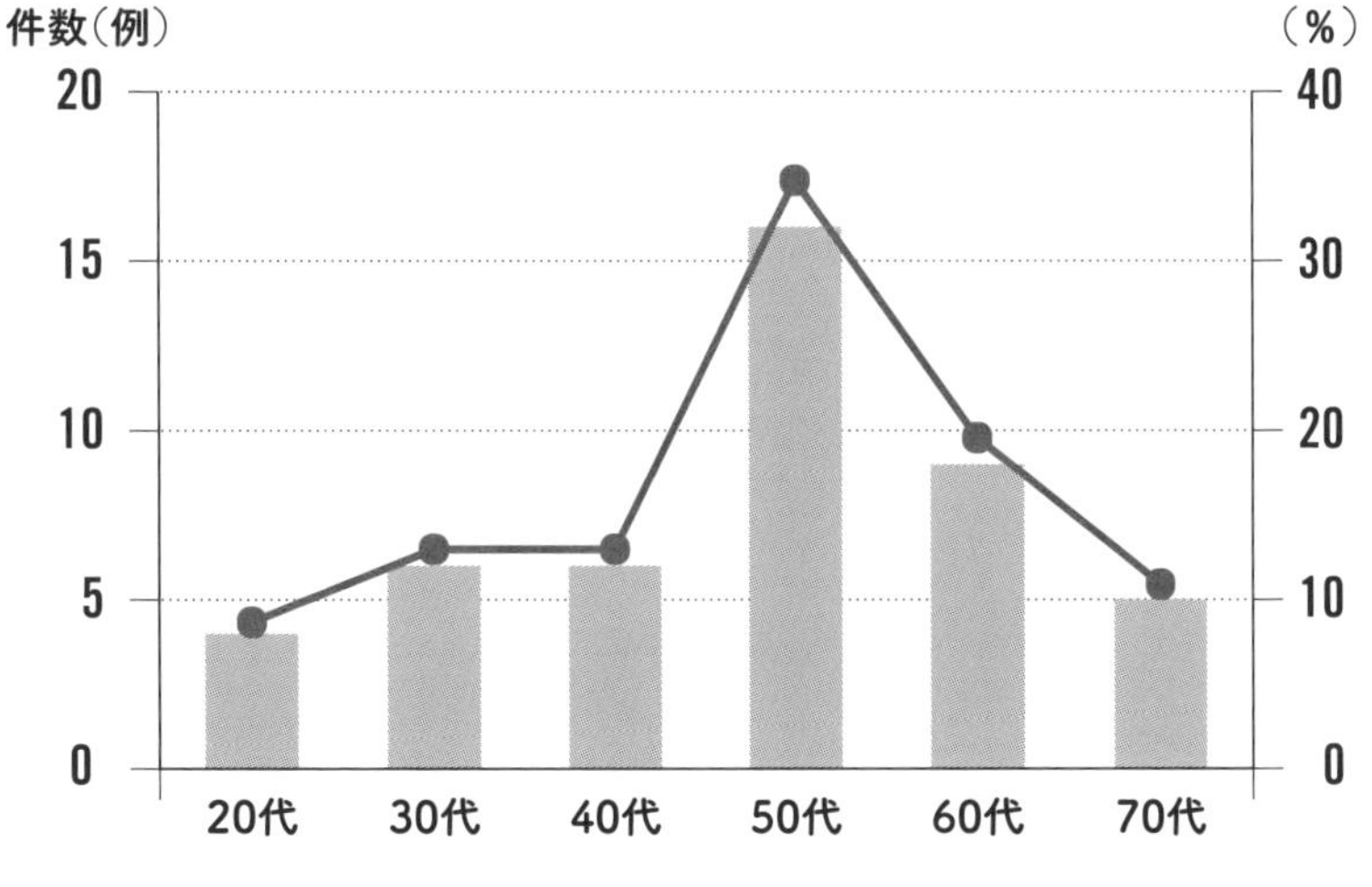

私のクリニックで調査したデータです。慢性便秘症の患者で大腸内視鏡検査で異常所見がない人の中で、胸焼けや胃部膨満感などの症状があり、胃・十二指腸内視鏡検査で逆流性食道炎を認めた人は、図に示したように9%になりました。これは大腸に溜まったガスが胃を圧迫することになり、出現したものです。

まると胃を圧迫して、胃の内容物の流出を滞らせるためか、逆流性食道炎の症状と同様の悪心や食欲不振、胸焼けなどの症状を起こします。

実際、私のクリニックで、慢性便秘症の患者で胸焼けなどの症状があり、胃内視鏡検査で逆流性食道炎を認めた人は、23ページの図1、2に示したように9％にも上ります。

これにより、患者の症状は、**大腸に溜まったガスが胃を圧迫することによるもの**であるということがわかります。

また、便秘ではない人でも「食べる」という行為が腹部膨満感の原因になる場合もあります。炭酸飲料を飲む、ガムを噛む、早食いをするなどの行為によって、ガスが体内に送られるのです。食品によっては、腸内で発酵して多量のガスを発生するものもあります。

では、腸内に溜まったガスをどのように排出させればよいのでしょうか。

これには、腸ストレッチや体操、ウォーキングなどが効果的なのです。

大腸に溜まったガスの影響

- 腹部膨満感
- 逆流性食道炎

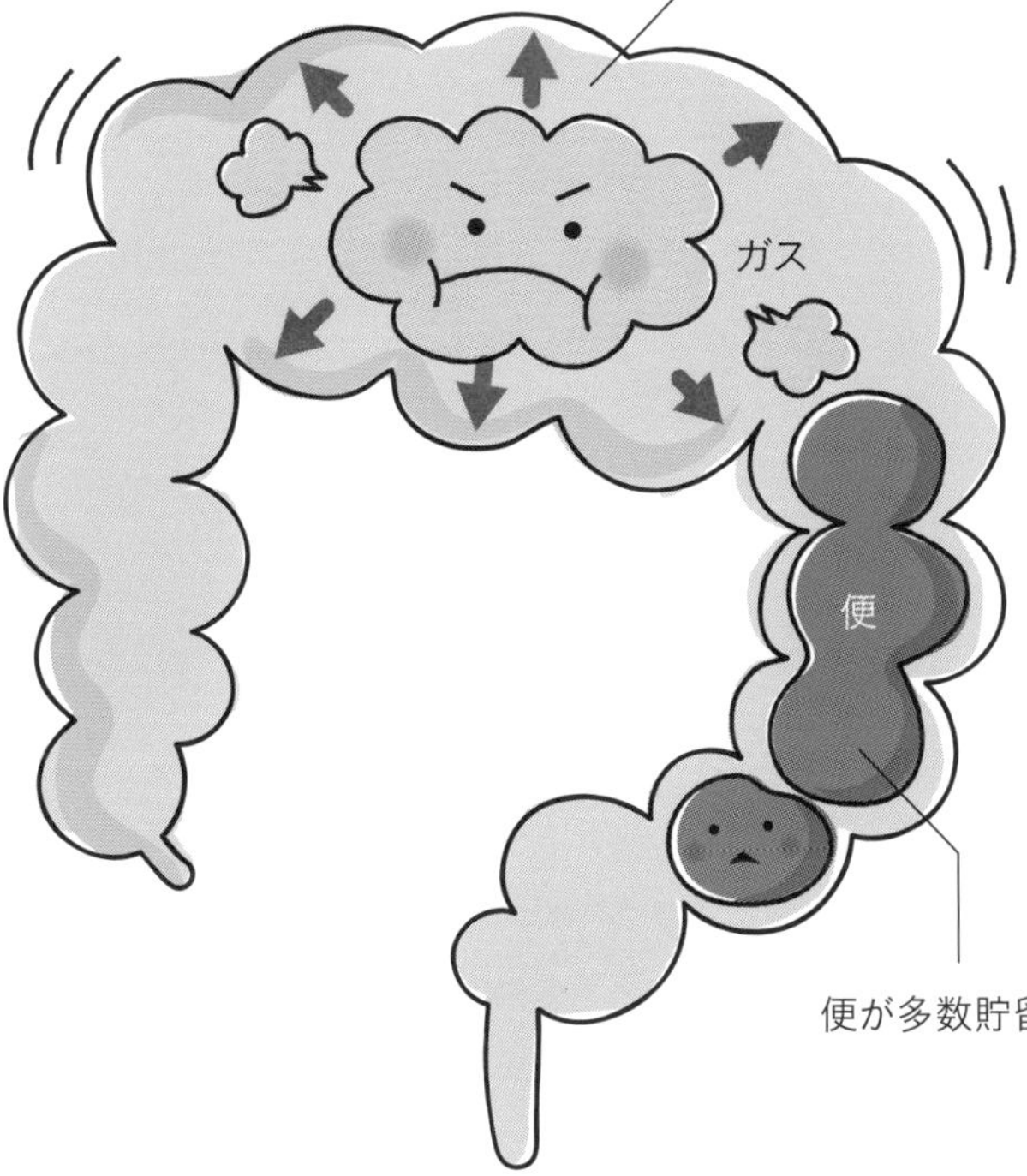
便で腸管をふさいでいるため
ガスが多く貯留し、腸管を伸長させる
ガス
便
便が多数貯留

07

腸からガスを追い出そう

腸のガスは、誰もが1日に0・5〜2リットル発生し、排便時に便とともに外へ排出しています。腸にガスの発生しない人などいないのです。

しかし、腸管機能の低下、排便の困難な状況に陥ってしまうと、硬便が多量に貯留し、腸管内をふさいでしまうことになります。その結果、ガスの排出ができず、腹部膨満感が出現してしまうのです。

ですから、ある程度しっかりと排便すること（可能であれば1日1〜3回・食後に出やすいため）で、ガスを排出するようにしたいものです。そうしないと**ガスが腸の中に溜まり、腹圧のあがることで胃も圧迫することになり、食欲不振をまねくようになる**のです。

ですから、腸に溜まったガスを外に出すことは、健康的な生活のために必要なことといえます。

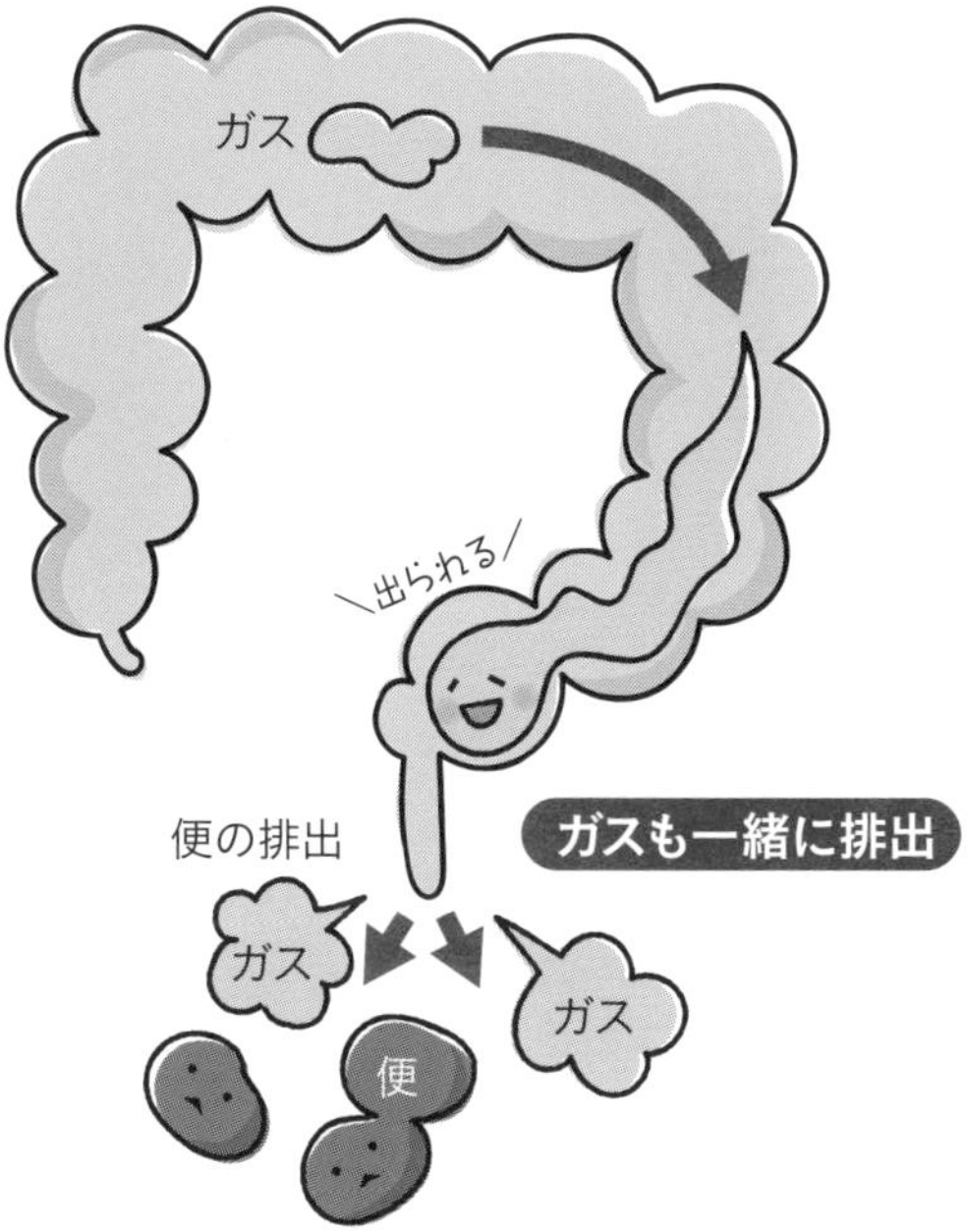
ガス
出られる
便の排出
ガスも一緒に排出
ガス
ガス
便

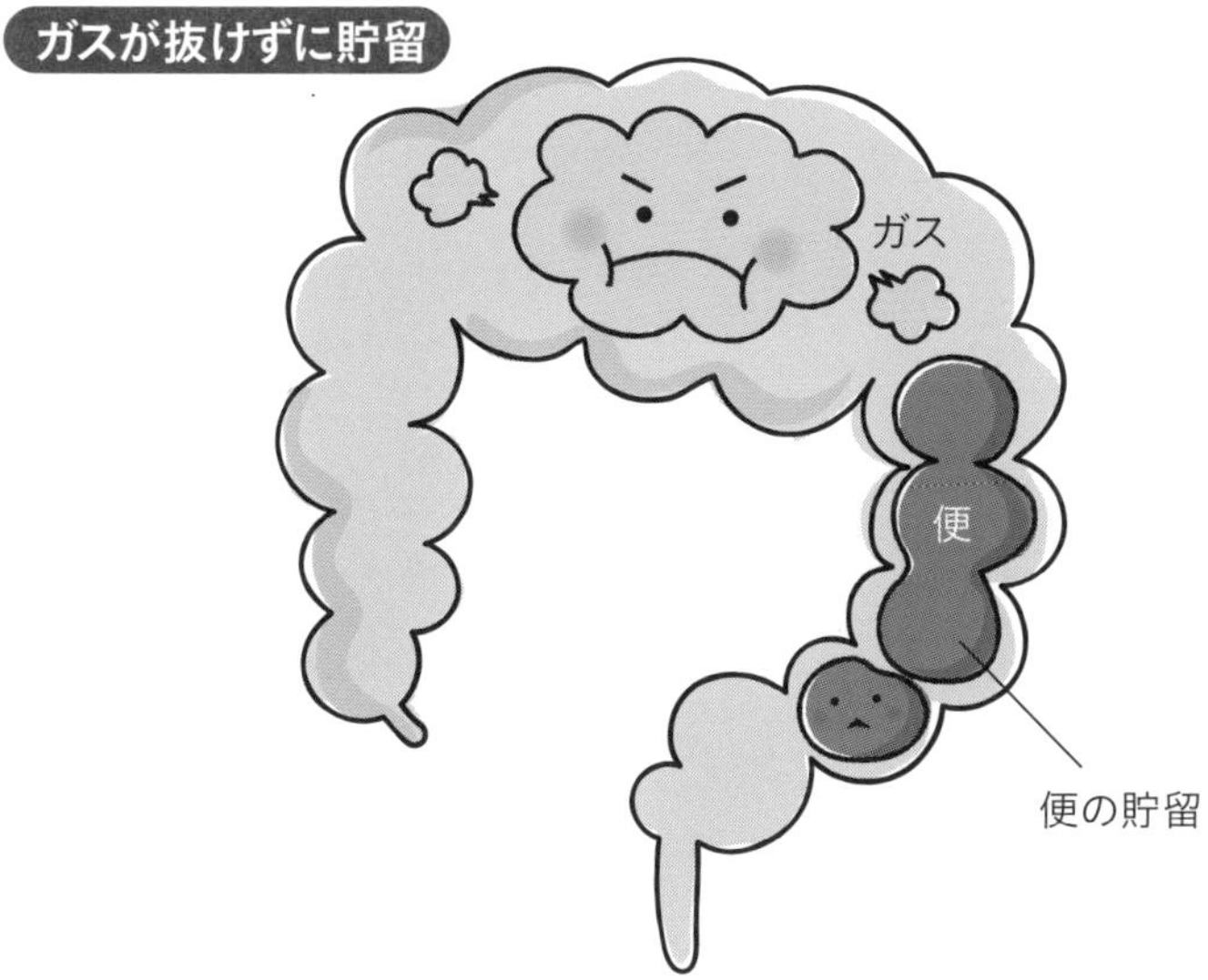
ガスが抜けずに貯留
ガス
便
便の貯留

08

外側から腸をリセットするには

以前より、お腹（腹部）を診察するにあたっては、お腹を圧迫したり、軽く手でたたいたり（打診）することで、その異常やガスの存在を確認することをおこなっていました。今の若い医師は、外来で患者さんを診察するときに、パソコンに入力することに夢中で、お腹を直接両手で診察することがあまりないようです。そして、レントゲン検査や腹部超音波検査を先行させて、これらの諸検査で診断をおこなおうとすることが多いのです。

しかし、直接お腹を手で触れる触診は、お腹のさまざまな状態を判断するのに、有効な情報をもたらしてくれます。そして、**診察で得たお腹のガスの存在の位置を確認しながら、お腹の外から、お腹を上手に圧迫しておこなうのが、腸ストレッチ**です。やみくもにお腹を圧迫するだけでは、なかなか下腹部のガスは抜けません。しかし上手におこなえば外からお腹を圧迫すること（腸ストレッチ）で、腸をリセットすることが可能になってくるのです。

触診でお腹の状態を確認する

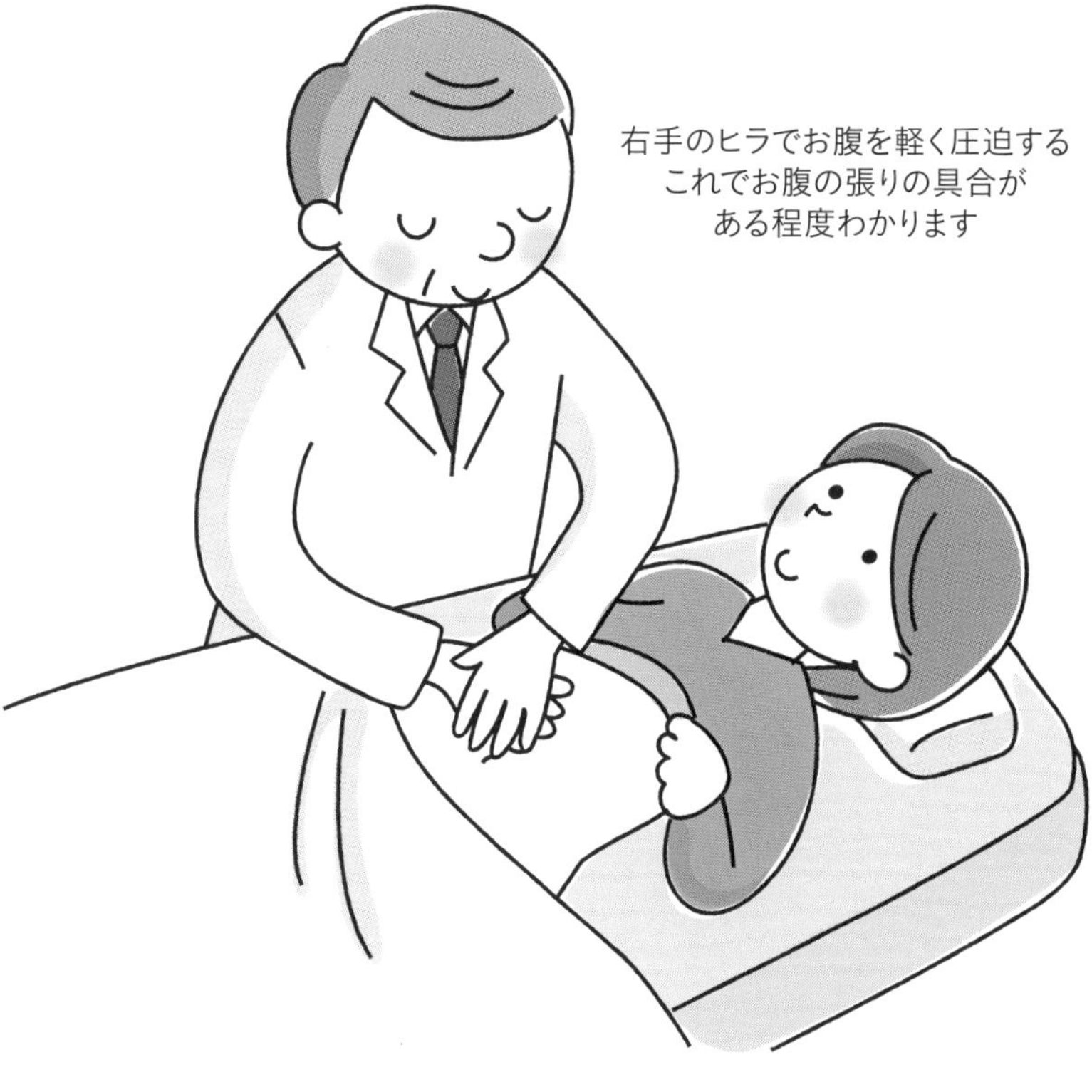
右手のヒラでお腹を軽く圧迫する
これでお腹の張りの具合が
ある程度わかります

注）これは腸ストレッチではなく、診察方法です。

外側から大腸をリセットするためには、姿勢を正すことも必要です。

姿勢が腸の健康に関係があるというと意外に思われるかもしれませんが、実は重要な要素になります。

仕事場でのデスクワーク、あるいは自宅でパソコンやスマホを使っているときなど、無意識に猫背になりやすいものです。また、家事をするときにも、前かがみの姿勢になりがちです。猫背や前かがみの姿勢を続けていると、腹部が圧迫されて血流が悪くなり、腸の動きが停滞しやすくなります。できるだけ腸を圧迫しない姿勢を意識しましょう。

正しい姿勢の目安は、1.耳、2.肩、3.骨盤の左右の出っ張りが一直線に並ぶ状態になることです。立ち姿勢では、4.ひざと5.くるぶしも一直線上になるようにします。

イスに座るときは、深く腰をかけて背もたれに背中をつけ、その状態で、1〜3が一直線に近づくように背もたれを調整してください（左ページ図参照）。

イスに座っているときに足を組んで腰かける姿勢も、腹部を圧迫して腸に負担をかけます。一時的ならかまいませんが、長く続けないようにしましょう。

正しい姿勢のポイント

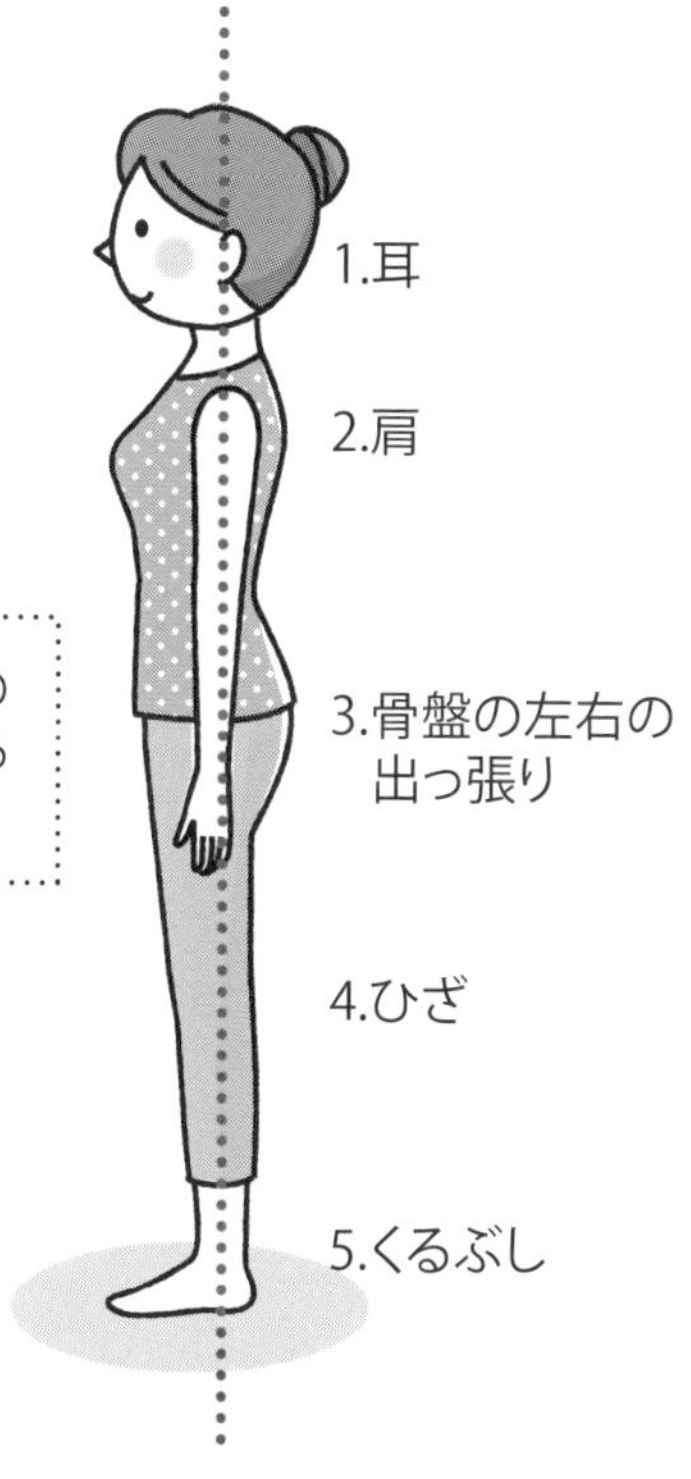

★立っているとき

腸に負担をかけない正しい姿勢の目安は1～5が一直線に並んでいる状態

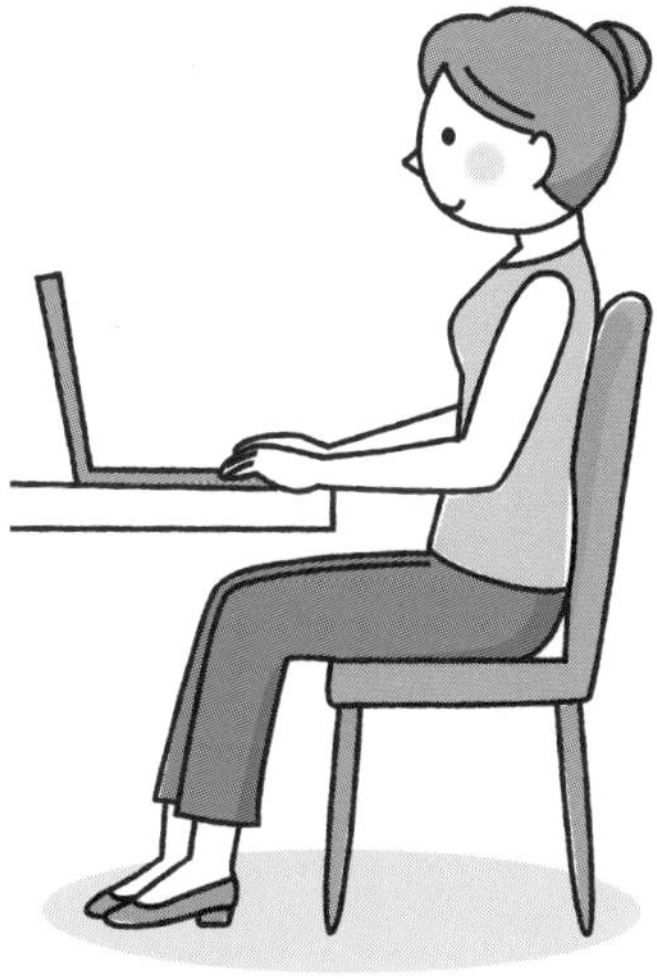

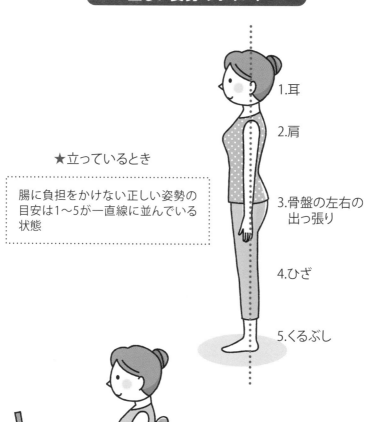

★座っているとき

深く腰をかけて背もたれに背中をつける。その状態で1～3が一直線になるように背もたれを調整するとよい

09

「本当」の腸ストレッチが効果的な理由

私のクリニックでは、大腸内視鏡検査を施行することも仕事の中心の一つです。そして大腸内視鏡検査は、どこの施設でもそうですが、多かれ少なかれ、大腸内に空気（または二酸化炭素）を注入して、腸管を拡張し、ポリープや癌、または炎症の有無等をくまなく観察することが主な仕事です。

そして大腸内視鏡の先端は、空気や水を注入したり、吸引する装置がついているのですが、どうしても空気が完全に吸引されずに、大腸内に残ることがあります。**特に右側の大腸内（上行結腸）に空気が残るとなかなか抜けません。**

大腸内視鏡検査終了後、何も症状がなく楽だったという人もいれば、腹部にガスが溜まって、なかなか抜けずにつらかったと述べる人までさまざまです。特に女性は、腸管の屈曲が強いためか、大腸内視鏡検査終了後に、腸内に空気が溜まり、腹部膨満感を訴える人が比較的多いのです。

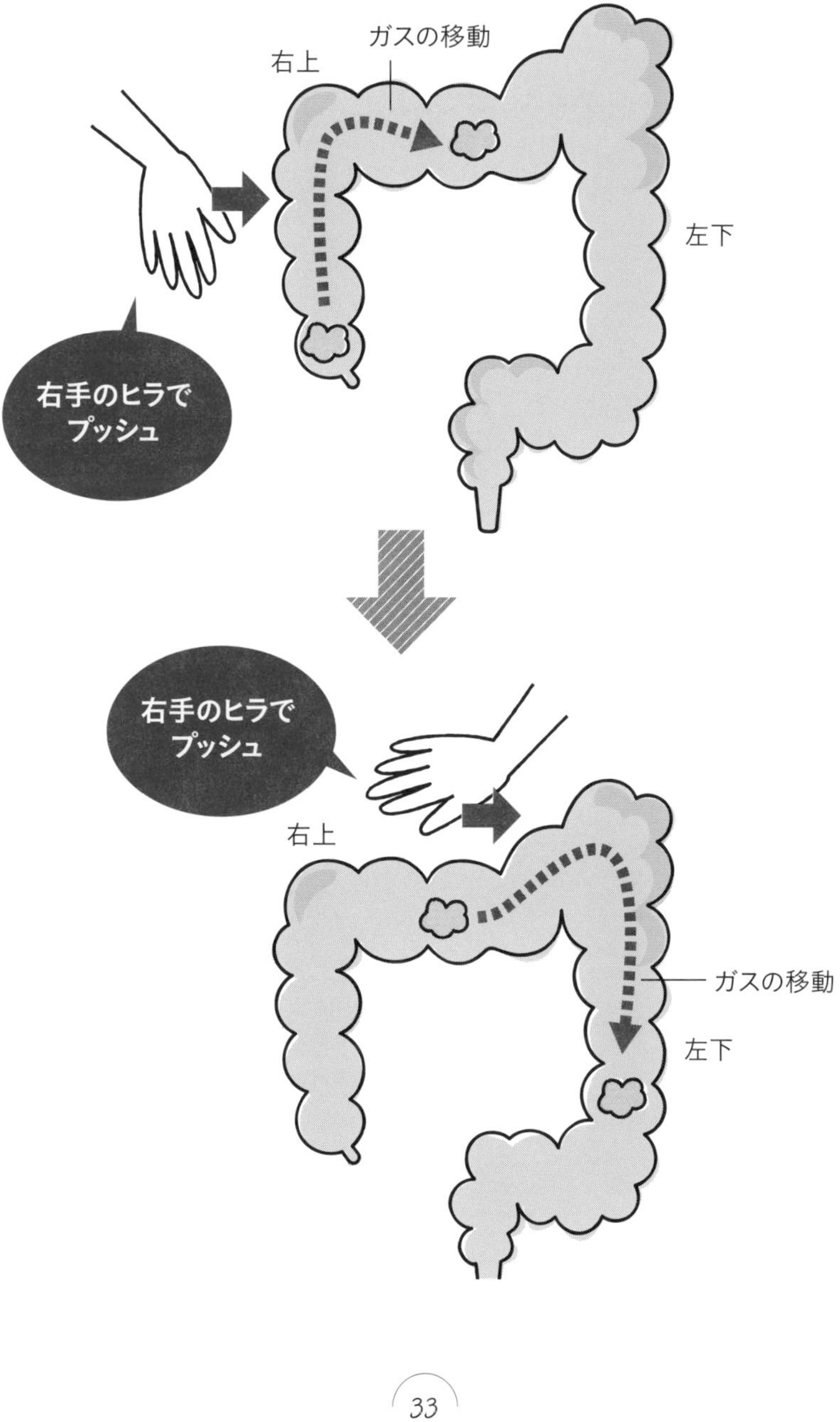
ガスの移動
右上
左下
右手のヒラで
プッシュ
右手のヒラで
プッシュ
右上
ガスの移動
左下

そこで私のクリニックでは、大腸内視鏡検査終了後に、ネラトンというゴムのチューブを肛門から少し挿入して、お腹を軽く圧迫して留まっていた空気をほぼ完全に抜くようにしています。

そうすることで、検査前のお腹の状況と同じ状態で、検査終了後に腹部膨満感を覚えることなく、楽になって帰宅することができるのです。

この手法は、15年前から私のクリニックでおこなっており、少なくとも私の知る限りでは、私のクリニック以外でおこなっているということを聞いたことはありません。そして、この**大腸内視鏡検査終了後の、お腹のガスを抜く方法を応用したのが「腸ストレッチ」**です。

腸へのストレッチ自体は、さまざまなやり方が多くの本で解説されていますが、中にはイメージだけが先行したもので、医学的な根拠があるとはいいがたいものがあります。

私が提唱する腸ストレッチは、数多くの大腸内視鏡検査5万件超を施行する中で得た施術と、内視鏡医としての医学的根拠に基づくストレッチなのです。

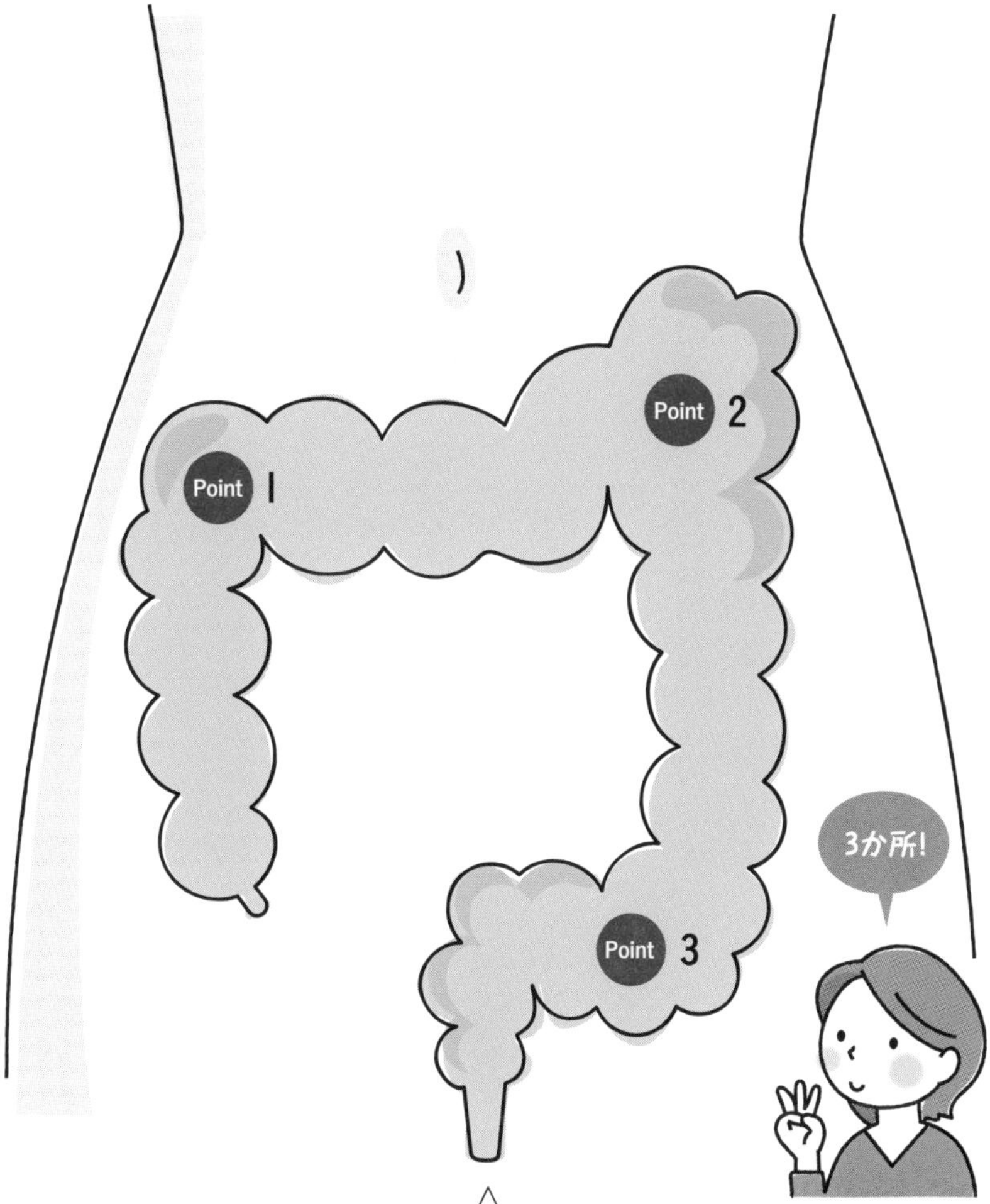

腸ストレッチはこの3か所の境目に貯留しやすいガスを抜きやすくすることを中心に考えています
ただやみくもに体を動かしたり、お腹の伸ばしただけでは、なかなかガスは抜けないのです

10 腸ストレッチをはじめよう！

9で示した通り、大腸内視鏡検査終了後のガス抜き法を応用した腸ストレッチを、便秘外来に通院中の慢性便秘症の患者さんに教えたところ、**簡単にできて楽になる**という方が多くいました。

よく内科医が慢性便秘症の患者さんで腹部膨満感があるときに投与する「ガスコン」という薬がありますが、投与してもあまり効果がありません。それより、お腹が張ったときに、お腹の右側から左側へ手のヒラでお腹をプッシュ（腸ストレッチ）したほうが、お腹の中のガスが抜けやすいのです。

ガスを抜くのにもっと簡単な方法は入浴することです。入浴によってお腹を温めると腸が動きやすくなるため、ガスが抜けるようになります。さらに自分の手のヒラでお腹を右側から左側へプッシュする（腸ストレッチ）ことで、お腹のガスがもっと抜けやすくなります。**腸ストレッチは腹部膨満感の原因の一つである腸のガスを、外部からの刺激で排出すること**なのです。

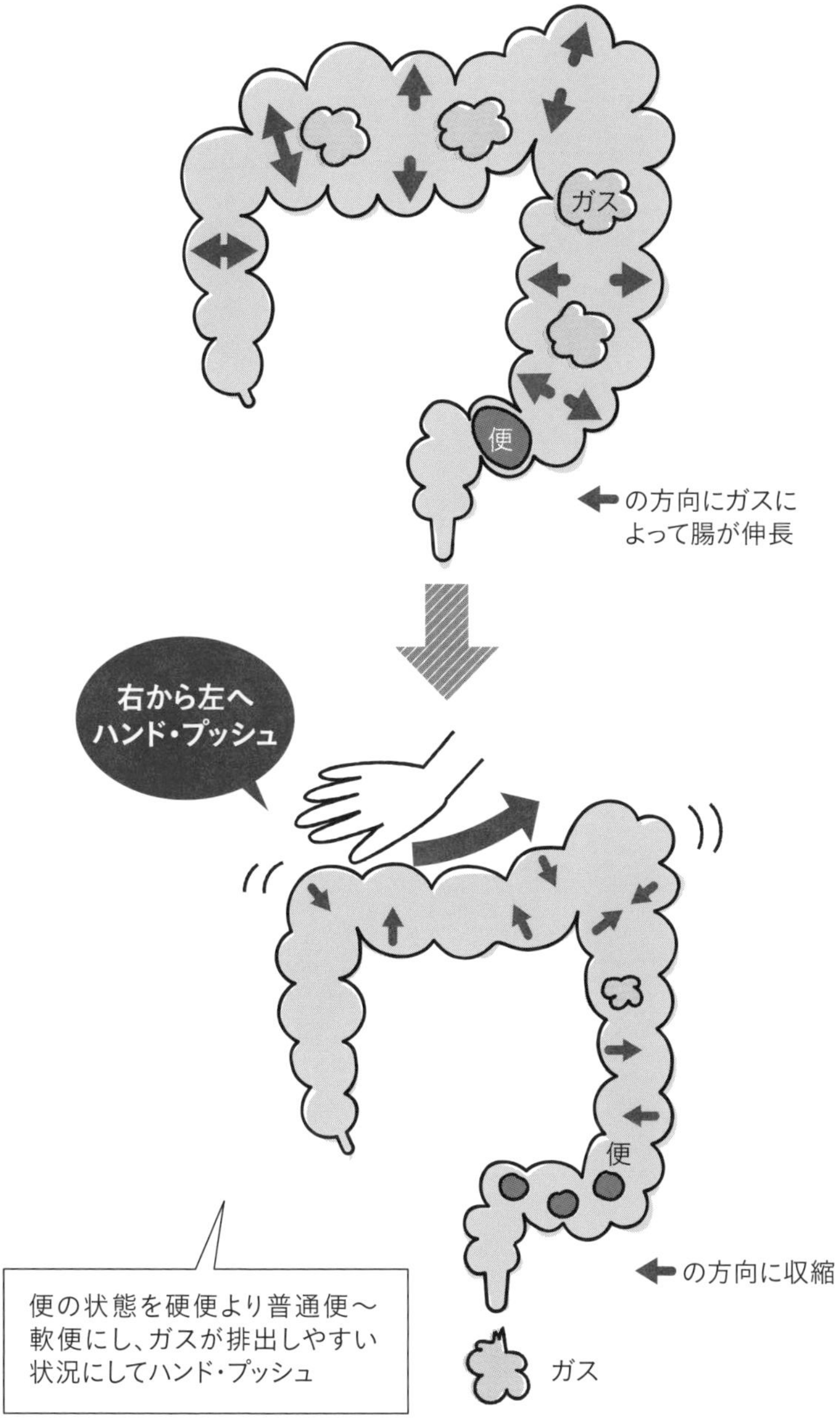
ガス
便
の方向にガスによって腸が伸長
右から左へ
ハンド・プッシュ
便
の方向に収縮
ガス
便の状態を硬便より普通便～軟便にし、ガスが排出しやすい状況にしてハンド・プッシュ

大腸は、結腸（盲腸、上行結腸、横行結腸、下行結腸、S状結腸）と直腸で構成されています（図1）。大腸の主な役割である排せつのために、食べカスから、水分やミネラルを吸収し、食べカスや老廃物を便にして肛門へ運び、排せつします。

大腸のうち、体の右側に位置する上行結腸は、盲腸から送られてきた食べカスを下から上に運ぶ役割を持ちます。そして、横行結腸は、上行結腸と下行結腸をつなぐ役割を持ちます。この横行結腸から下行結腸へのカーブで便やガスが詰まりやすくなっているのです。下行結腸で強いぜん動運動で便が送られ、S状結腸で一時的に保管されて、直腸から肛門へと運ばれます。

腸ストレッチとは、**大腸に溜まったガスを、上行結腸→横行結腸→下行結腸→S状結腸→直腸の順で移行させて抜くことで、腹部膨満感を取り去る**ストレッチなのです。

なお、お腹の部位は、心窩部《しんか》（みぞおち）、右上腹部（右季肋部《きろく》）、左上腹部（左季肋部）、臍周囲《へそ》、右下腹部、左下腹部、臍下部《せいか》（下腹部正中）などに区分（図2）されます。本書の解説で使用しますので、位置だけ覚えてください。

図1　大腸の構成

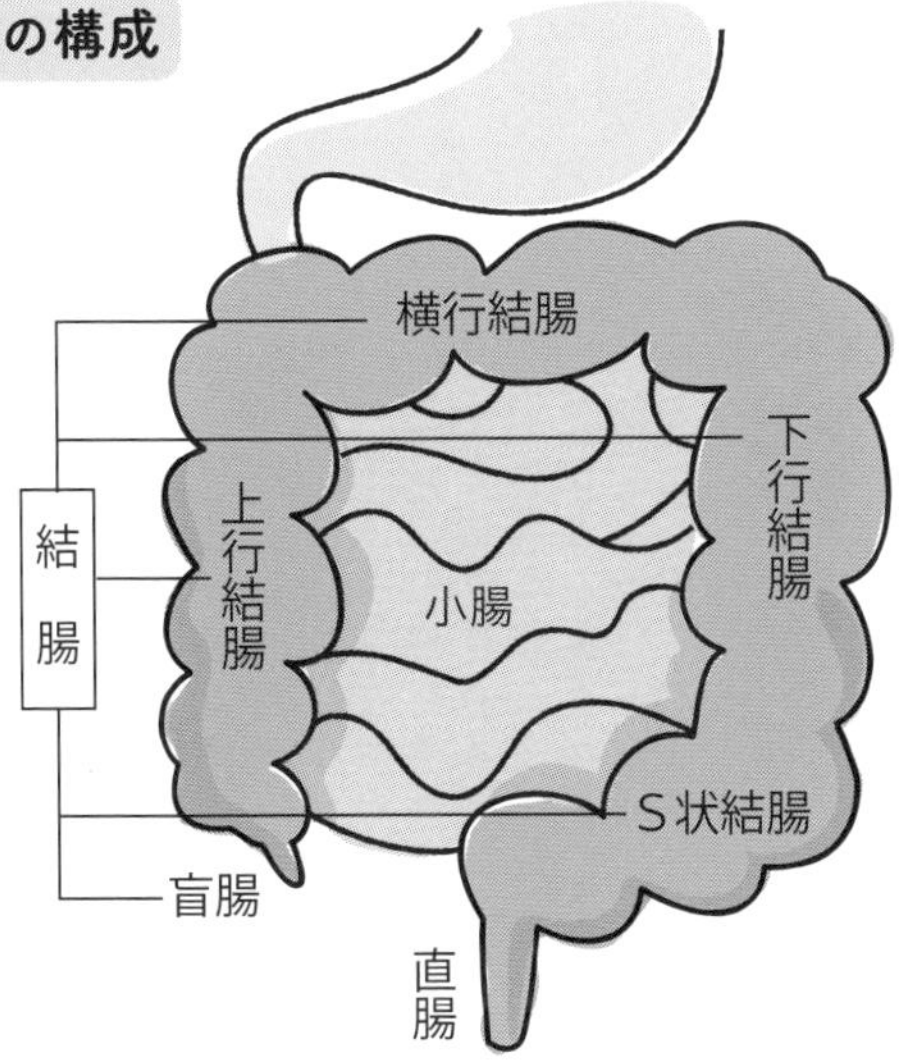

図2　お腹の部位

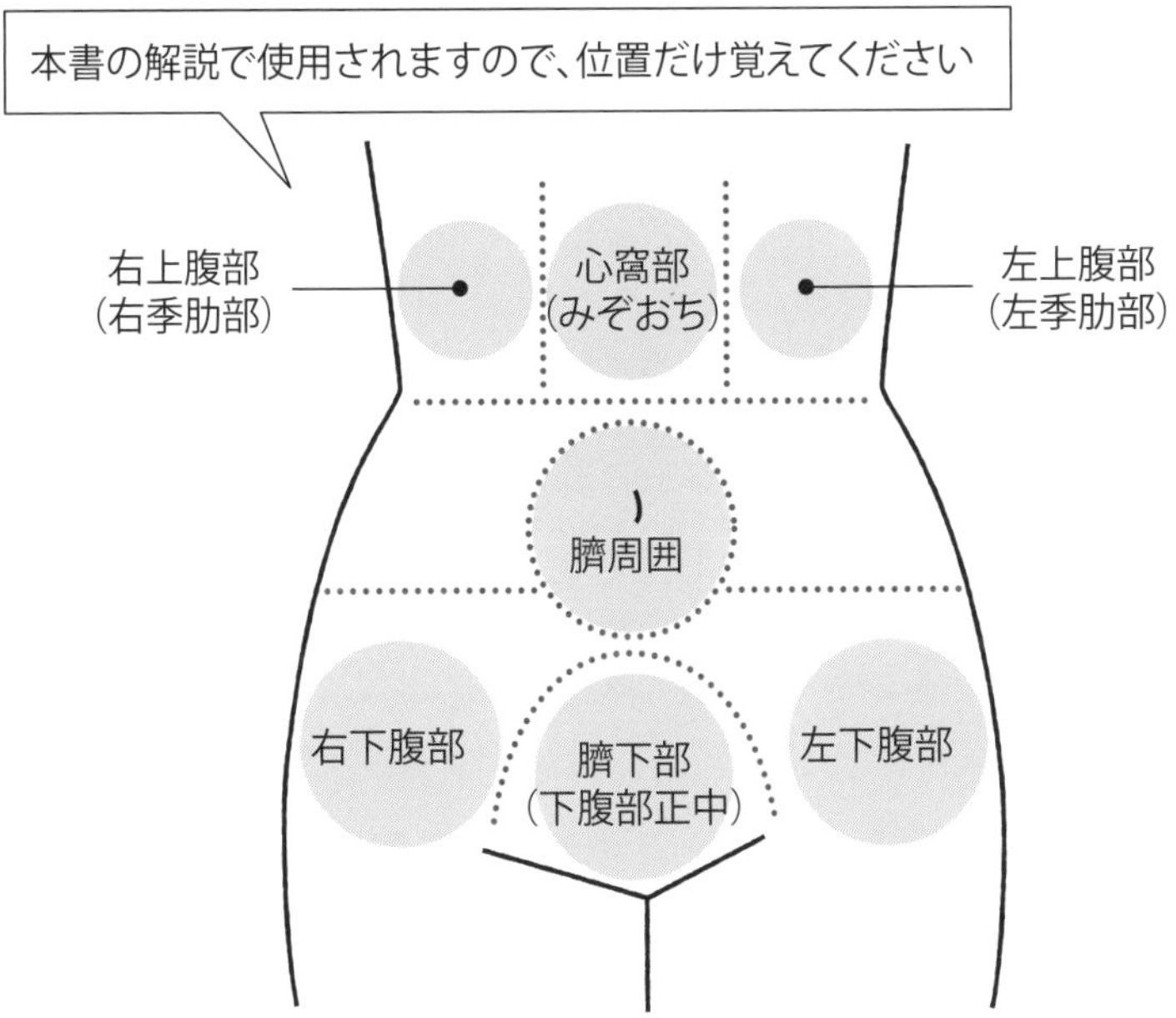

コラム1

シャワートイレの使い方

デスクワークの人は、体をあまり動かさないので、お腹が張っていくことがよくあります。また、自宅にいる人も同様に、運動量が少なく、なかなかお腹のガスが抜けない人がいます。このような人は、特に食後にガスが抜けなくなる場合が多くあります。私のクリニックに来院した患者さんで、食後にお腹が張るとき、便意をもよおさなくてもトイレに行ってシャワートイレ（ウォシュレット）で肛門を刺激することで、排ガスが可能となる人がいました。つまり、直腸・肛門をシャワーにて直腸・肛門反射を起こし、反射の力で排ガスを促す方法です。これで、排ガスが可能になる場合もあります。ただし、シャワーによって長時間刺激したり、頑固に行ったりすると肛門周皮膚症になることがあるので、要注意です。

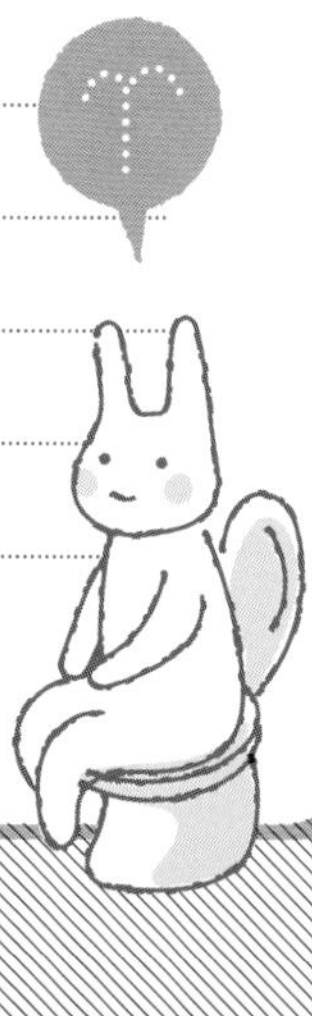

PART2

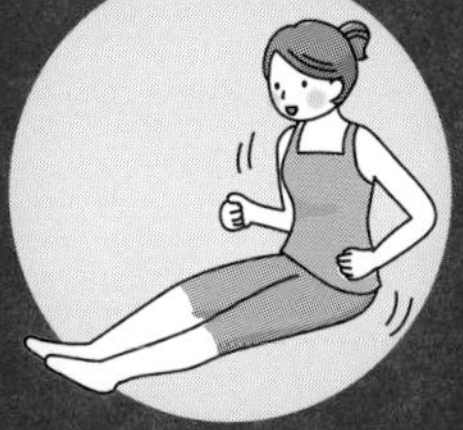

腸ストレッチをやってみよう！

11

基本の腸ストレッチを理解しよう

前述したように、大腸内視鏡検査時に多少腸に空気を入れる必要があり、検査後、その空気を抜けやすくするために考えた方法が、腸ストレッチの基本となりました。

そして、その基本的なストレッチは、次の4パターンになります。

① 左向きに寝そべり、右わき腹を右手のヒラで下側へプッシュする
② 仰向けになり、右手を右側腹部から左側腹部へプッシュしながら移行する
③ 右向きに寝そべり、左わき腹を左手のヒラで斜め下にプッシュする
④ うつぶせになり深呼吸する

この4パターンを2～3分ずつ、1日1回、もしくは2回おこなうことで、お腹の張りが改善され、腸内環境が改善されます。

図 腸ストレッチの基本パターンと流れ

①左向きに寝そべり、右わき腹を右手のヒラで下側へプッシュする

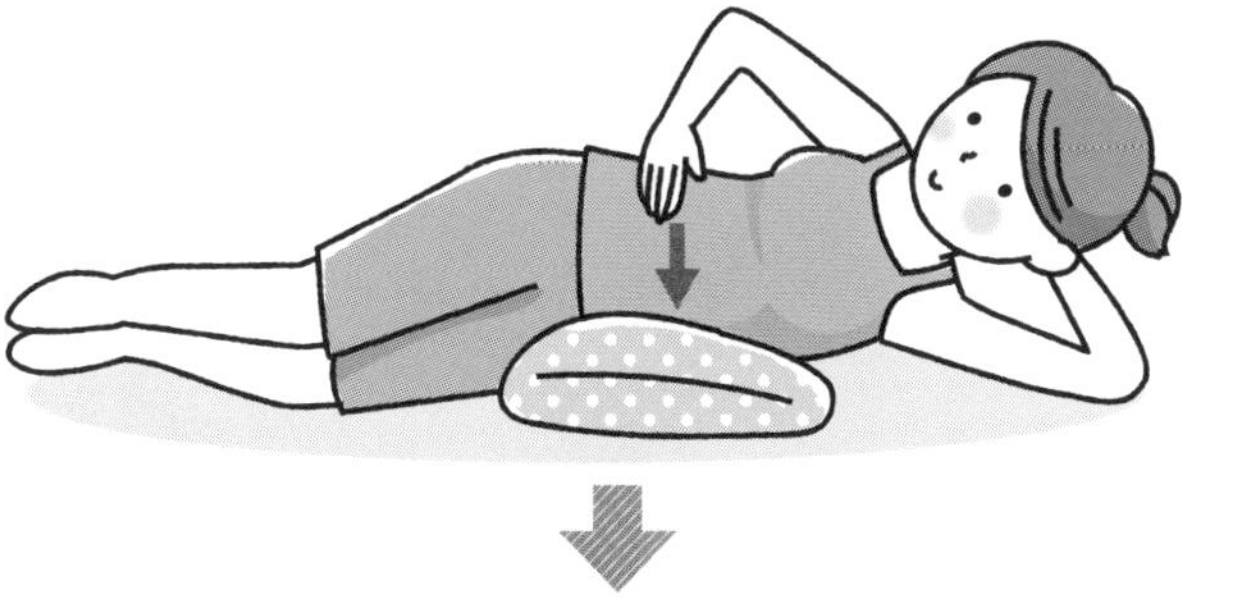

②仰向けになり、右手を右側腹部から左側腹部へプッシュしながら移行する

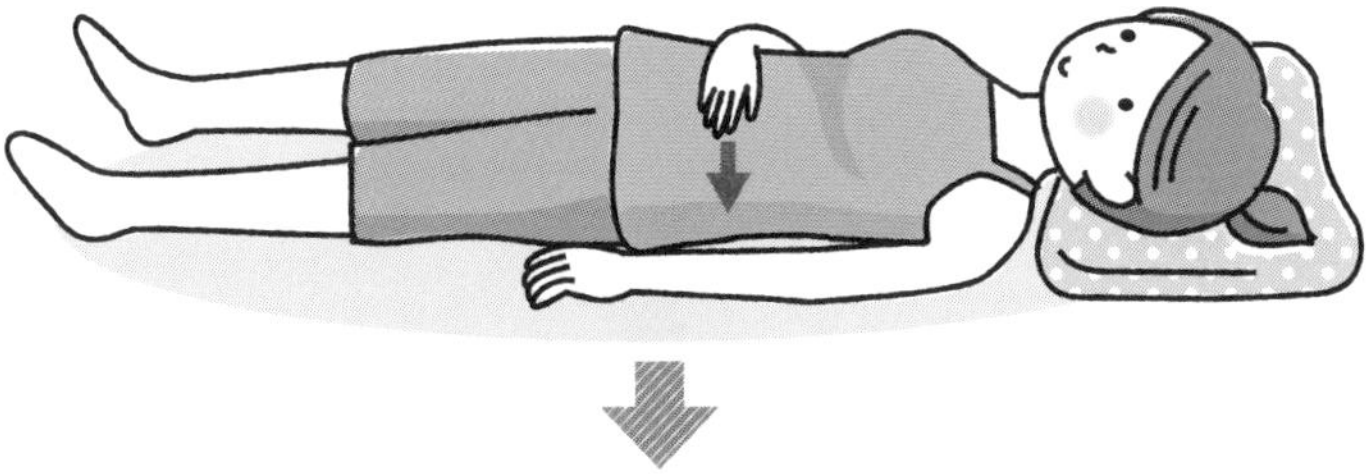

③右向きに寝そべり、左わき腹を左手のヒラで斜め下へプッシュする

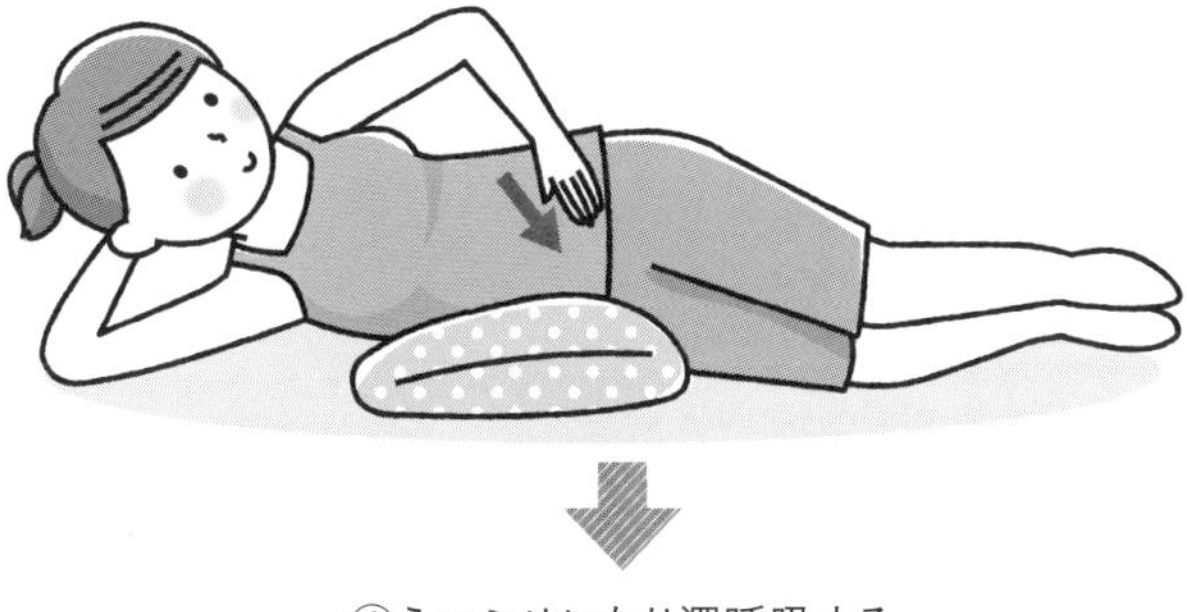

④うつぶせになり深呼吸する

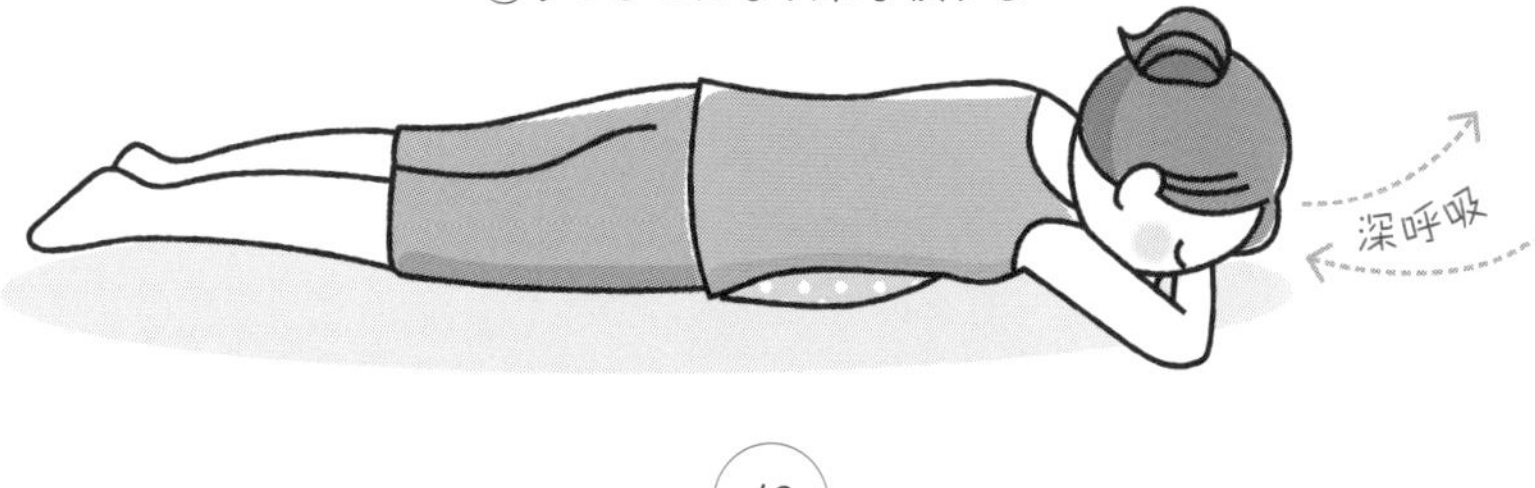

図 基本の腸ストレッチ(4ステップ8〜12分間)

1 左向きに寝そべり、右わき腹を右手のヒラで下側へプッシュする

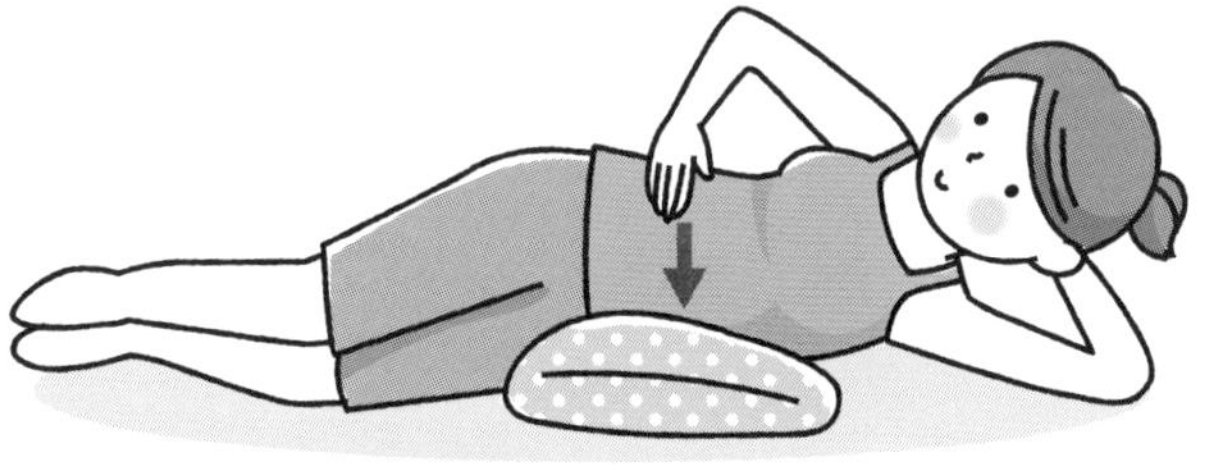

1.体の左側を下にして横になる
2.左ひじをついて左手で頭を支えながら、左わき腹に枕などを入れる
3.右手のヒラで、右わき腹から下部(左側)へ2〜3分間プッシュする

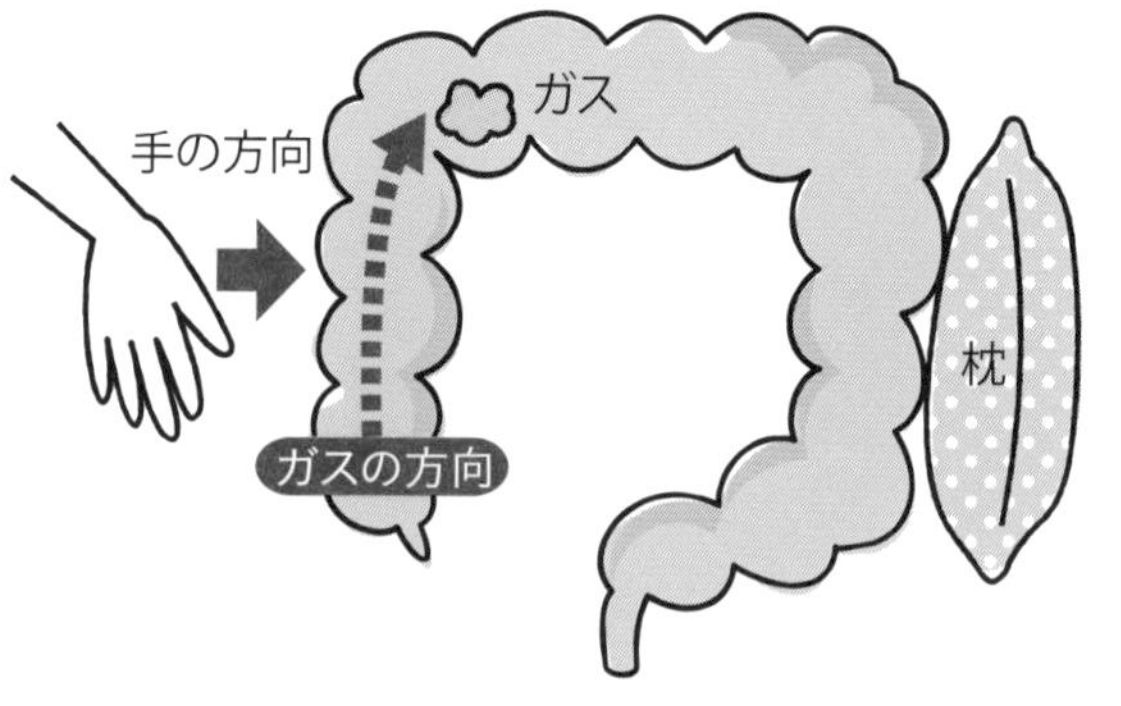

正面を向いて右側(上行結腸)を手のヒラで2〜3分圧迫することで、
右わき腹に溜まっているガスをお腹の真ん中(横行結腸)に移動させます。

2 仰向けになり、右手を右側腹部から左側腹部へプッシュしながら移行する

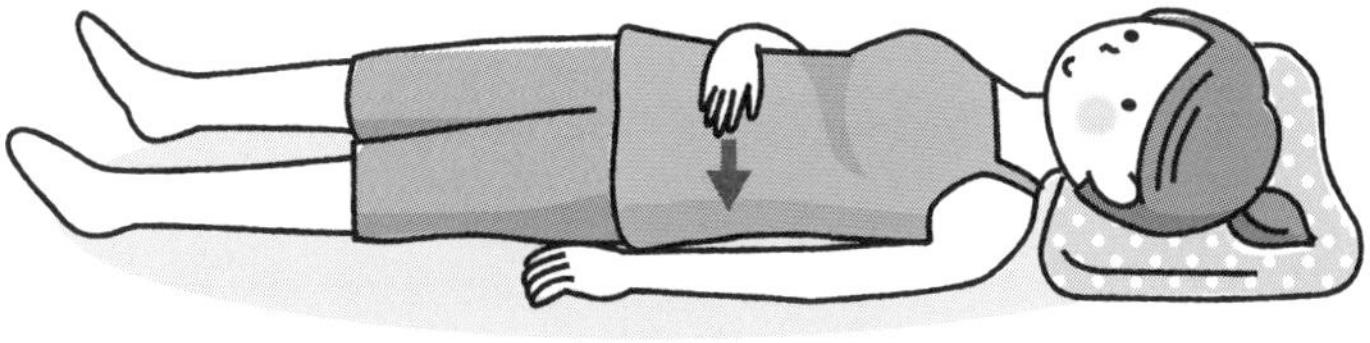

1.仰向けになる
2.右手のヒラで、右側腹部から左側腹部へプッシュしながら2〜3分間
　マッサージする

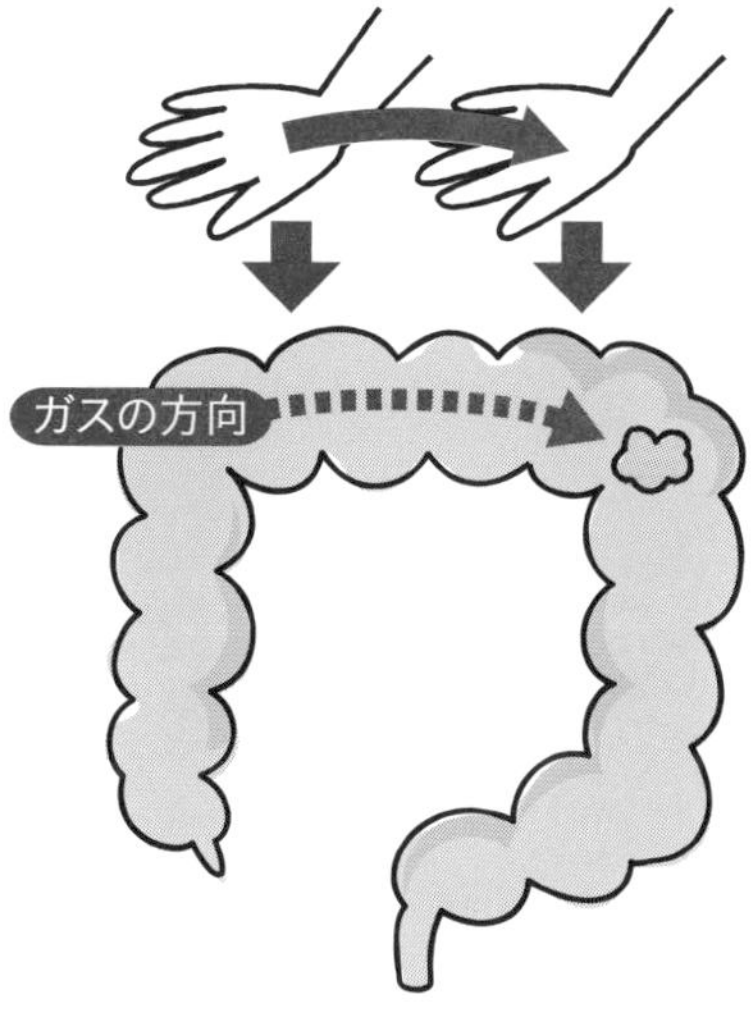

体の真ん中を手のヒラで2〜3分プッシュすることで、
ガスをお腹の左側（下行結腸）に移動させます。

③ 右向きに寝そべり、左わき腹を左手のヒラで斜め下にプッシュする

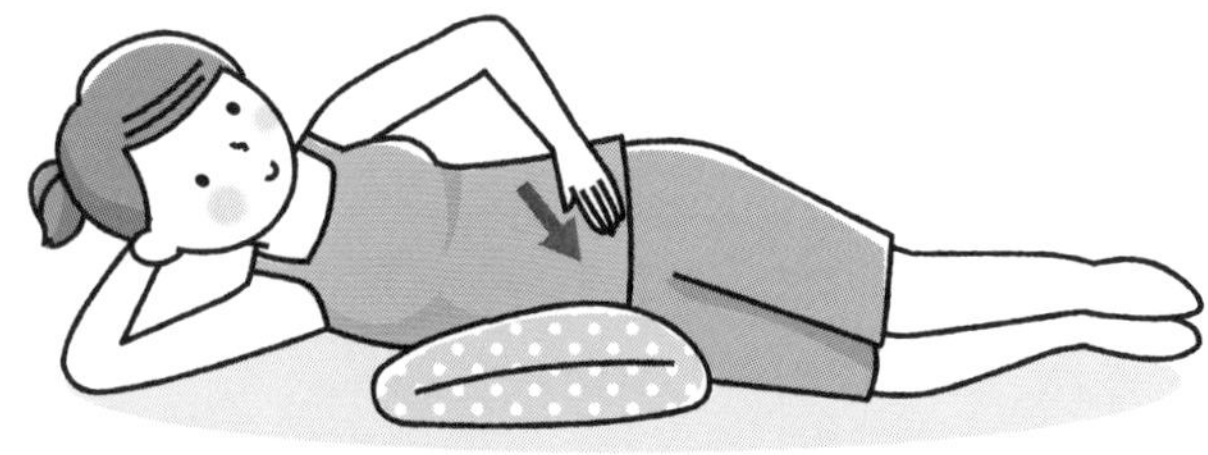

1.体の右側を下にして横になる
2.右ひじをついて右手で頭を支えながら、右わき腹に枕などを入れる
3.左手のヒラで、左わき腹の上部から斜め下へ2〜3分間プッシュする

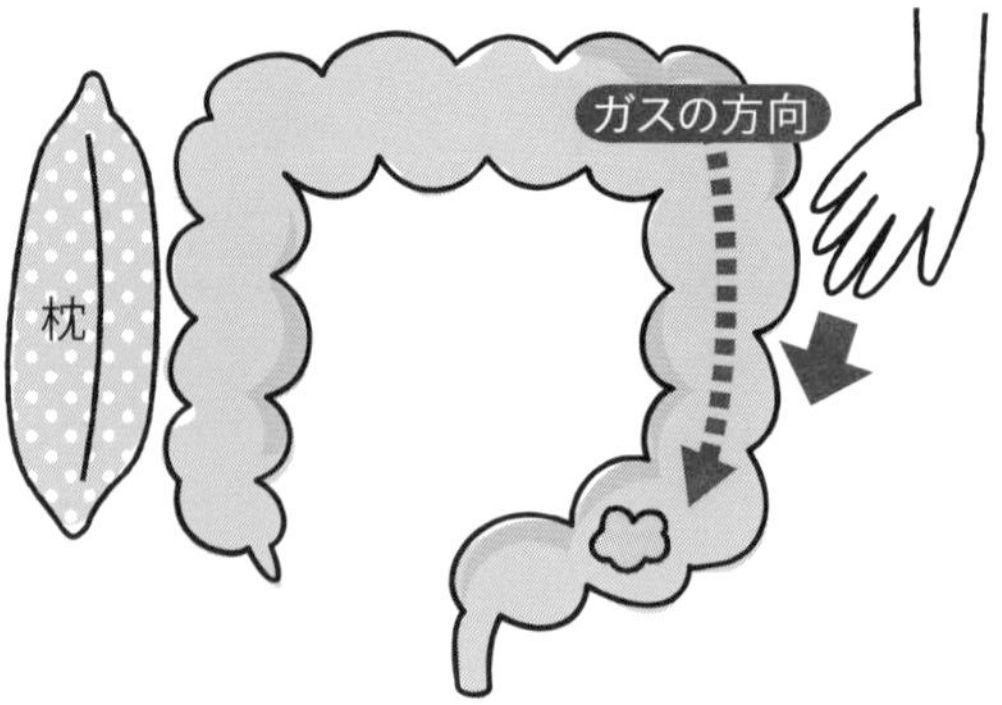

正面を向いて左側(下行結腸)を手のヒラで2〜3分圧迫することで、
ガスをお腹の下側(S状結腸)に移動させます。

4 うつぶせになり深呼吸する

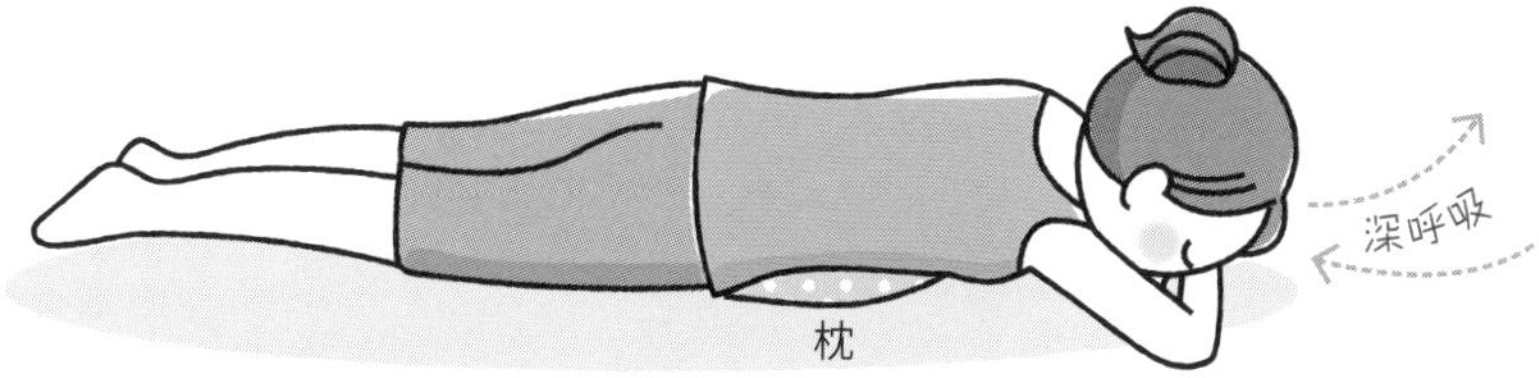

1.うつぶせになる
2.腸に刺激を届けるつもりで、お腹を膨らませて深呼吸（腹式呼吸）を
　2〜3分間繰り返す

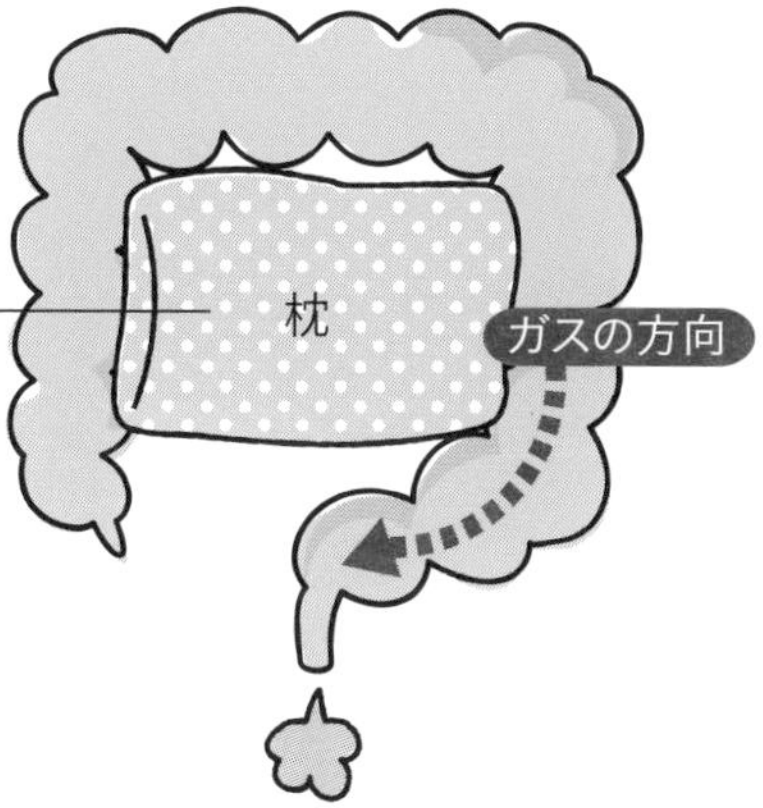

うつぶせになって腹部を2〜3分プッシュすることで、ガスをS状結腸から直腸に移動させます。場合によってはお尻を持ち上げて、肛門の力を抜いてガスを排出することもいいでしょう。

12

パートナーと腸ストレッチ

　腸ストレッチは、基本的に手の指は使わず、手のヒラでまんべんなく腸（お腹）をプッシュします。よく手の指でお腹をプッシュするのがよいと書かれている本がありますが、腸ストレッチに限れば間違いです。**手の指でプッシュすると、指でプッシュしていない個所からガスが抜けだしてしまいます。**

　そして、自分一人でやる場合は、両手が使えませんので、片方の手のヒラでお腹をプッシュすることになりますが、パートナーが存在すれば両手のヒラでお腹をプッシュしてもらうことができます。両手のヒラでプッシュするほうが、より効果的にお腹のガスを移動させることが可能となります。

　単身者や入浴時などは一人で腸ストレッチをおこなうことになるので、片方の手のヒラでプッシュすることになりますが、可能であれば、パートナーの力を借りて両手のヒラでお腹をプッシュしたほうがより有効です。

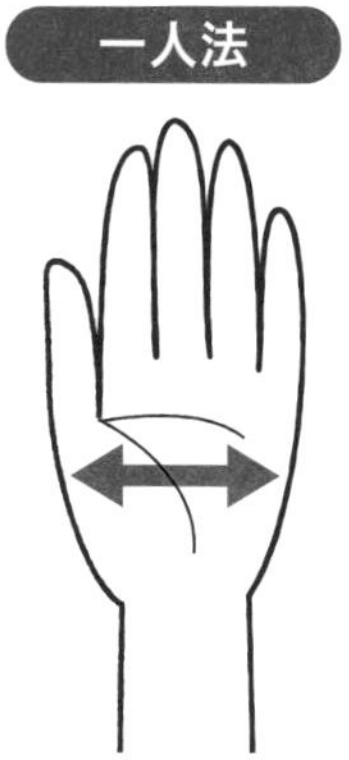

右手のみのハンド・プッシュ、腸を圧迫する範囲が比較的狭い

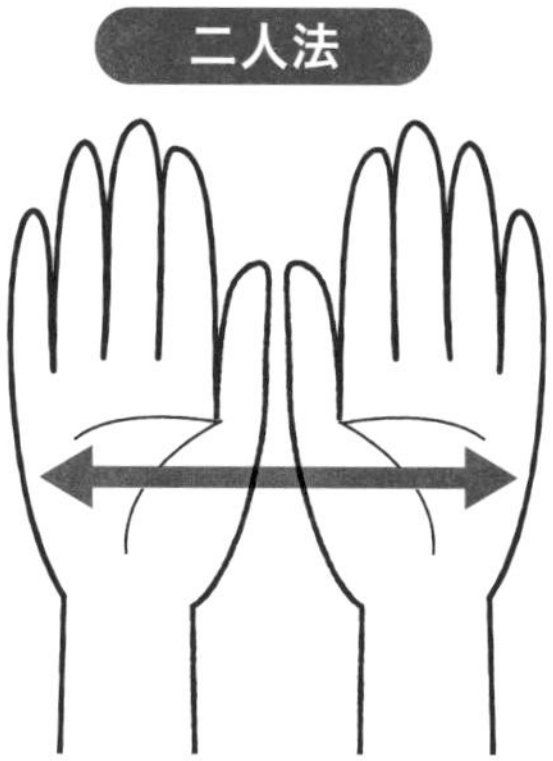

左右両手のヒラでのハンド・プッシュなので、腸を圧迫する範囲が比較的広い
※手のヒラを正面から見た図です。

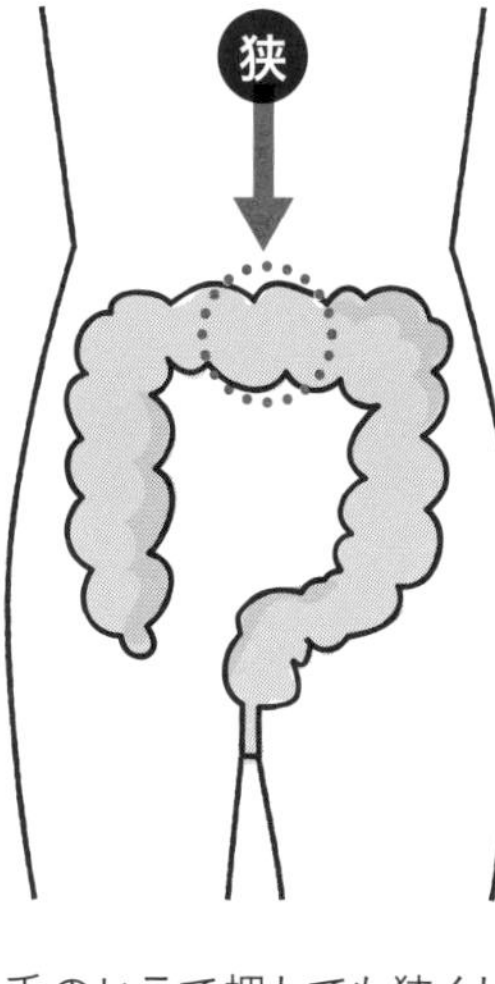

片手のヒラで押しても狭くしか押せない

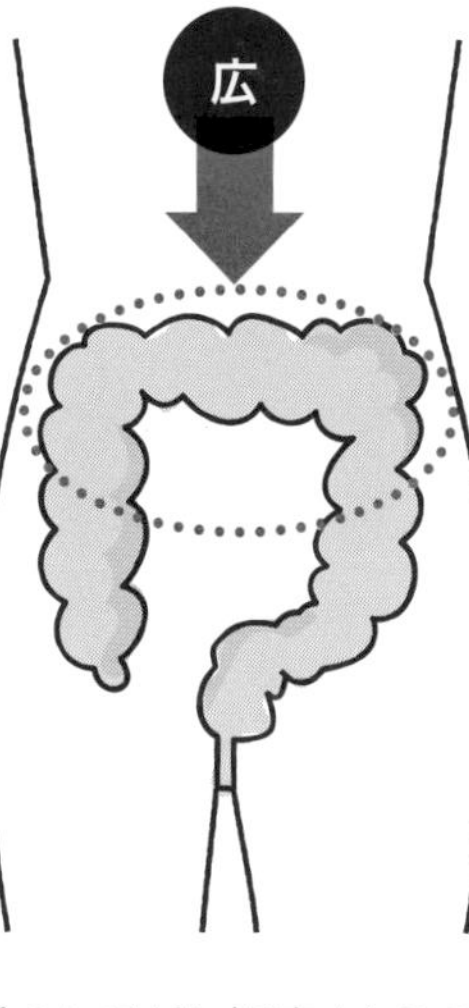

両手のヒラだと幅広くなるので大腸を広い範囲に押せる

それでは、具体的にパートナーと腸ストレッチする方法を解説します。基本的に一人でおこなう腸ストレッチとほぼ同様です。

基本姿勢も、

①左向きに寝そべる　②仰向け　③右向きに寝そべる　④うつぶせ

の４パターンでおなじです。

大きな差異は、両手のヒラで腸をプッシュすることが可能となることです。両手のヒラで腸をプッシュすることで、腸のガスが片方の手のヒラでおこなうよりも、移動しやすくなります。

この方法は、両手の親指同士をくっつけて、指を閉じた状態にすると、大腸を押す手の幅が広がり、片手で押すよりも大腸内のガスが広範囲に押せるので、直腸方向へ移行しやすくなります。

パートナーと協力して、11で紹介した基本ストレッチ①～④を試してみてください。

パートナーと腸ストレッチ

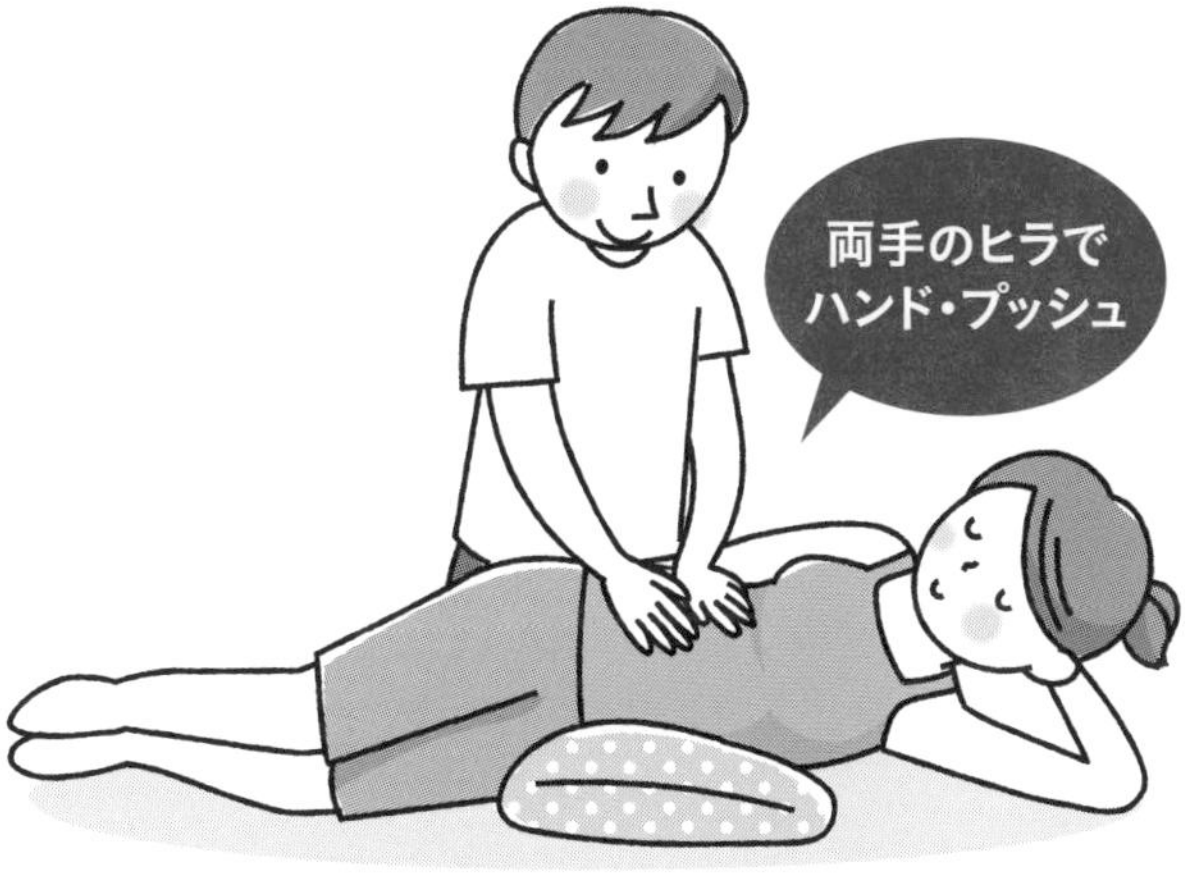

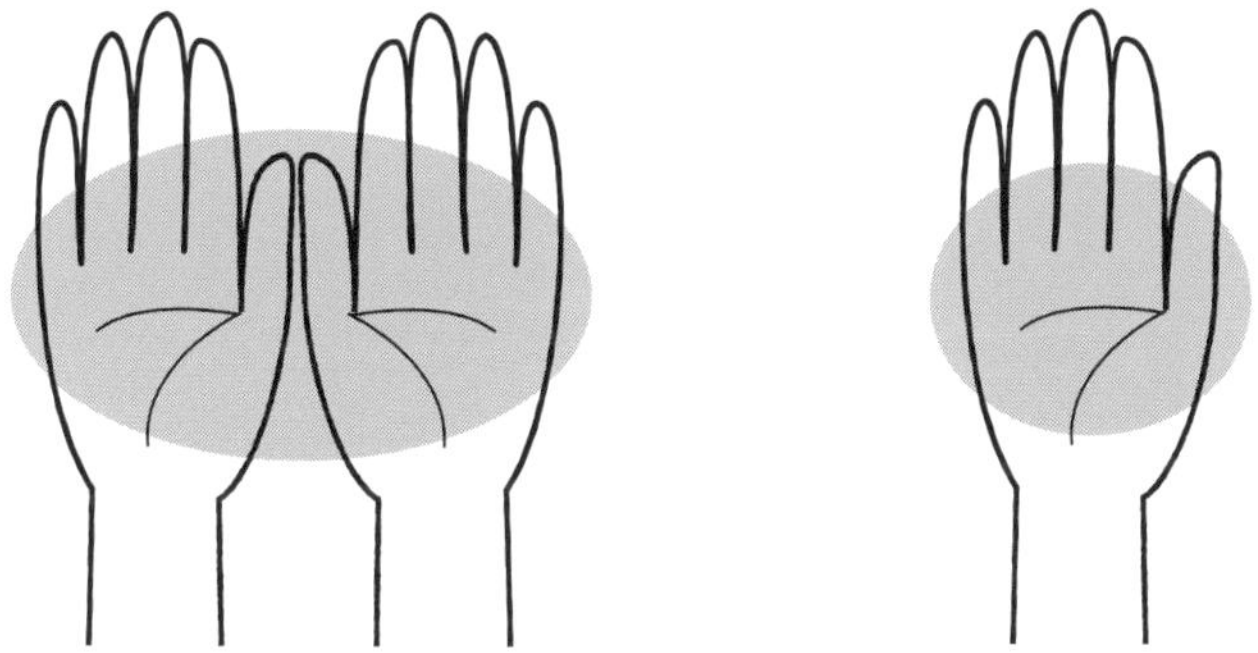

指の第二関節から手のヒラに平均的に力を入れてお腹をプッシュ。
決して指先でお腹をプッシュしない

13 座ったまま腸ストレッチ

オフィスなどで長時間、座ったまま仕事を続けていると、お腹が張ってきて苦しくなることがあります。また、よく慢性便秘症の患者さんなどで、「座ったまま長時間仕事をしていると、夕方になると右側の腹部が張ってくる」という人もいます。

さらには、夏場にオフィスのクーラーで室内の温度が低下してきたときなどに、この座ったまま腸ストレッチが有効です。

基本的には、11で解説した基本の腸ストレッチの②と③を、座ったままおこなえばよいのです。

左ページの図のように、**座った状態で、腹部の右側から左側へ手のヒラで2〜3分間プッシュすることでガスを左側へ移行**させます。そして、左わき腹を左手のヒラで斜め下にプッシュすることで、ガスをS状結腸へ移行させるのです。

座ったまま腸ストレッチ

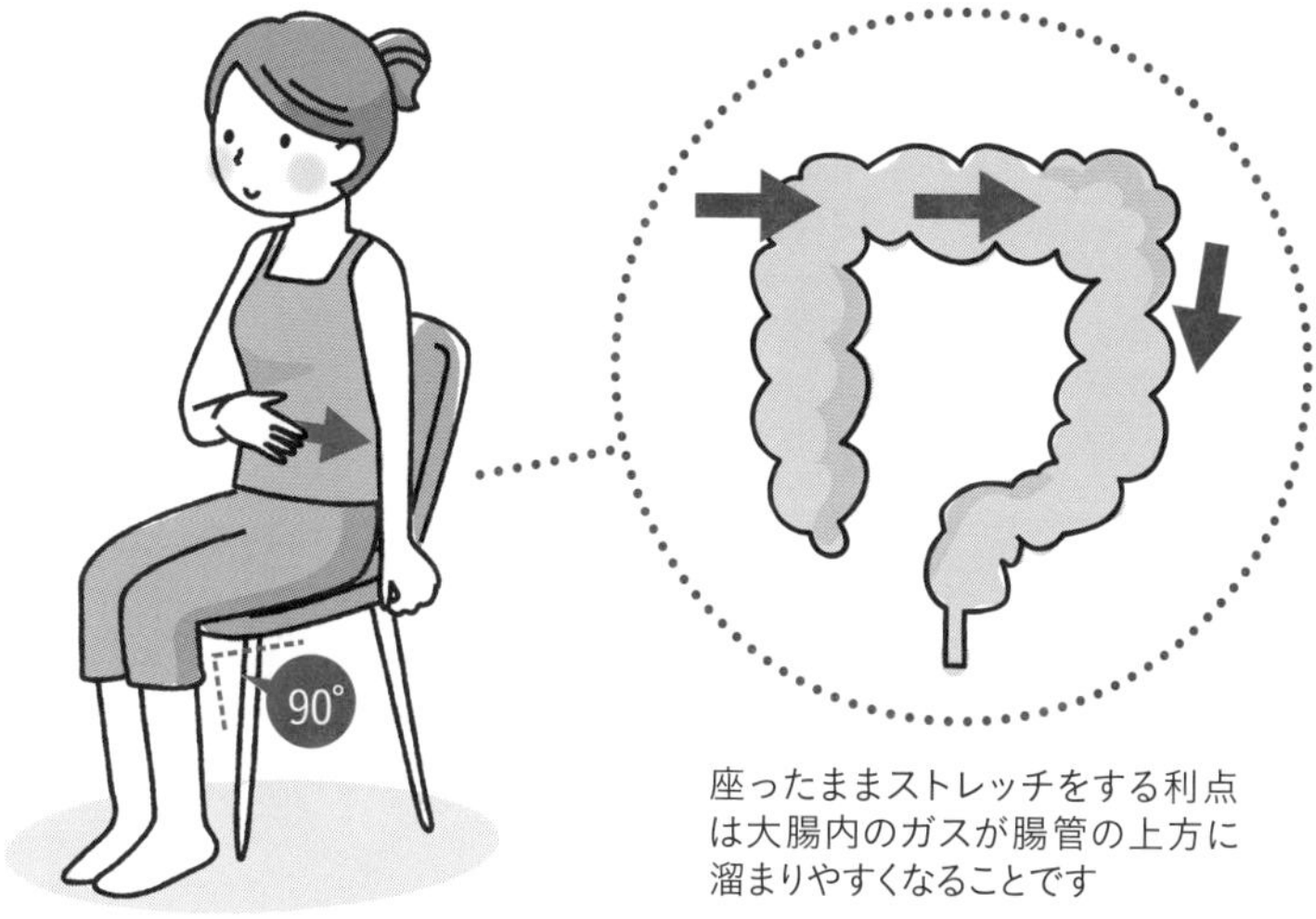

座ったままストレッチをする利点
は大腸内のガスが腸管の上方に
溜まりやすくなることです

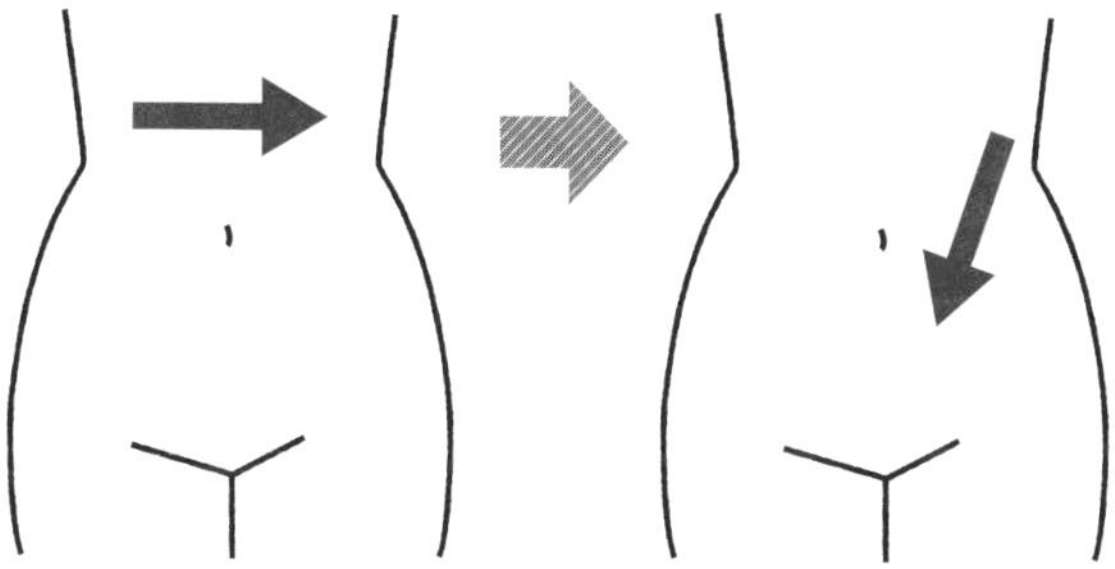

右側から左側へ

左季肋部より
やや斜め下方に向けて
手のヒラでハンド・プッシュする

14 立ったまま腸ストレッチ

たとえばショップの店員さんのように、仕事の内容によっては1日中立ちっぱなしで仕事をする人もいるでしょう。そういった仕事中に、突然お腹が張ったりするのは困ったものです。そんなときに、簡単にできるのが立ったまま腸ストレッチです。

「座ったまま腸ストレッチ」と同じく、11で解説した基本の腸ストレッチの②と③を、立ったままでおこなえばよいのです。左ページの図のように、**立った状態で、腹部の右側から左側へ手のヒラで2〜3分間プッシュすることでガスを左側へ移行**させます。そして、**左わき腹を左手のヒラで斜め下に2〜3分ハンド・プッシュする**ことで、ガスをS状結腸へ移行させます。

女性の場合は、多くの人は胃が下垂していますが、これは異常ではありません。立ったままだと胃が下垂し、横行結腸も下垂しやすくなります。立ったまま腸ストレッチをする場合、女性は左ページ図下のようにおこなってください。

立ったまま腸ストレッチ

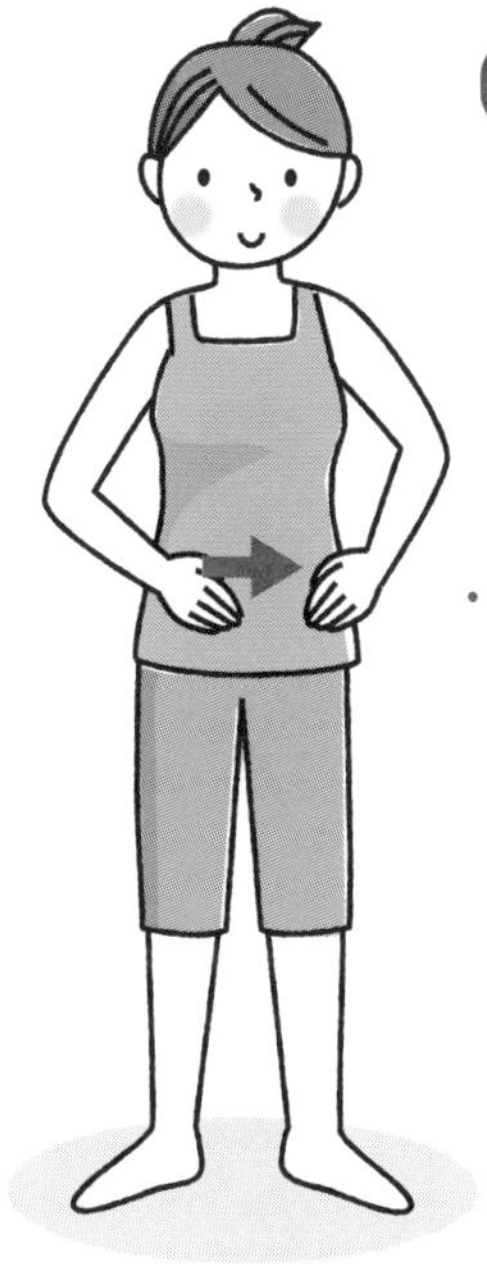

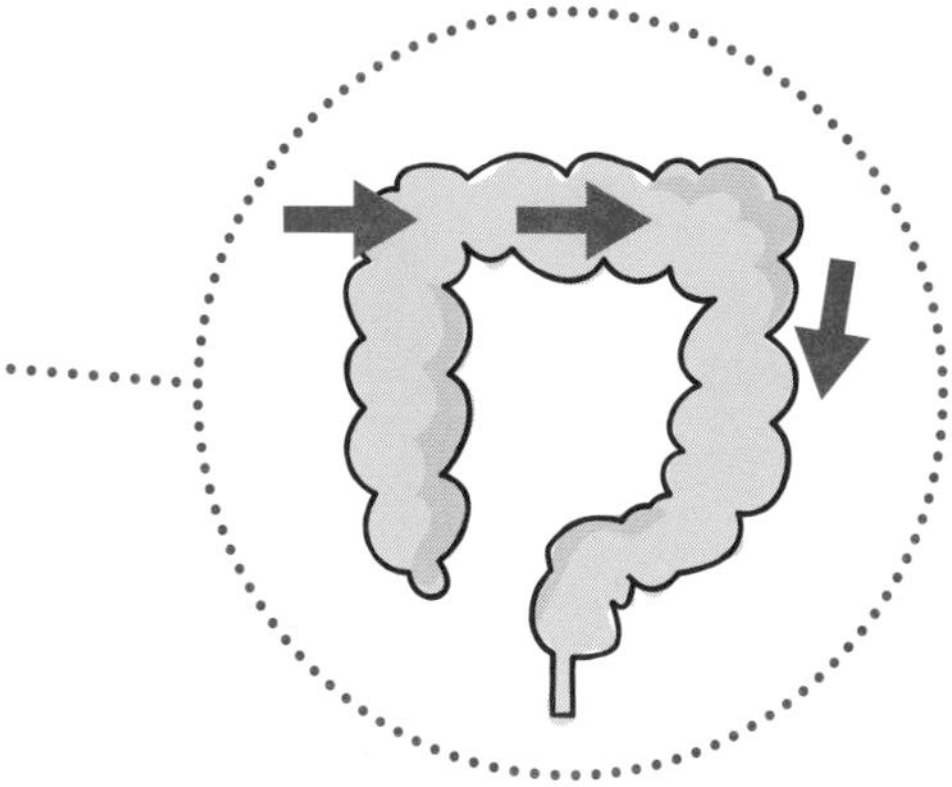

右側から
左側へ

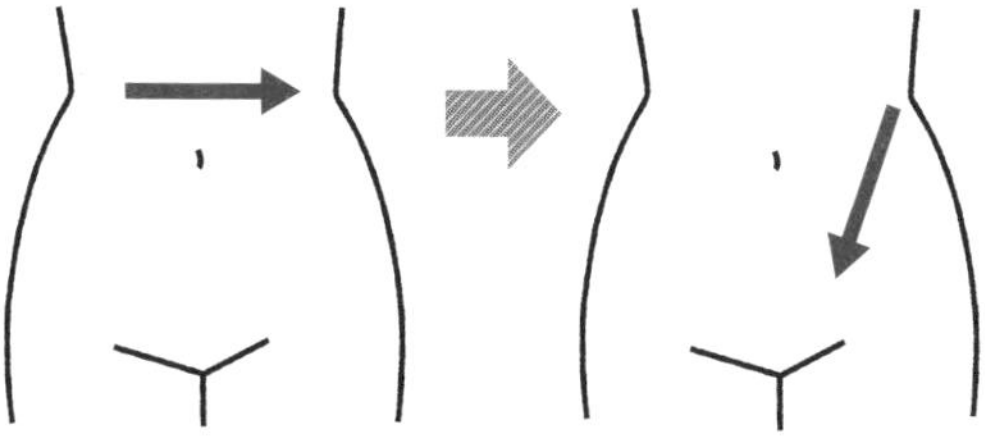

左季肋部よりやや斜め下方に向けて手のヒラでハンド・プッシュする

横行結腸下垂タイプ

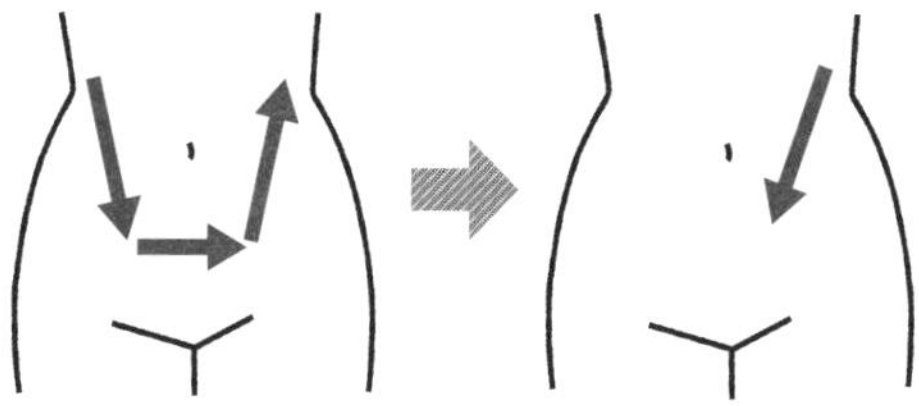

ほとんどの女性はこのタイプになります。解剖学的に女性の横行結腸は男性に比較して下垂しているのです。これは異常ではありません。どこかの本で逆立ちして下垂を直すなどと書いてありましたがナンセンスです。

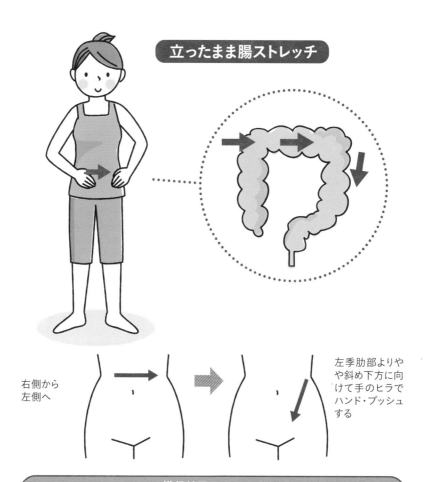

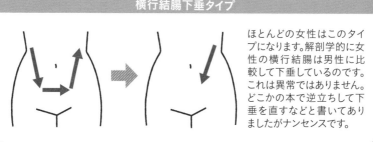

15 うつぶせで腸ストレッチ

忙しくて時間がないときは、基本の腸ストレッチのうち、④の「うつぶせで腸ストレッチ」を、寝る前に布団やベッドのうえでおこなうだけでも有用です。

これは忙しいときに、どうしても早くガスを抜きたいときにおこなうとよい方法です。入浴時にお腹を温めてガスが抜けやすい環境を作ったうえでおこなうと効果的な方法でもあります。

また、お昼寝時などに、お腹が張ったときにおこなうとよいでしょう。そもそもうつぶせになると、床などでお腹が圧迫されるので、腸のガスが移行しやすくなります。

そして床とお腹の間に、クッションや座ぶとんなどを敷くと、お腹がより圧迫されて、さらにガスが移行しやすくなります。

クッションや座布団を折ったものをお腹の下に敷き、うつぶせになります。

腹部を右から左へ圧迫する感じで、約5分間、体をゆらします。

うつぶせで腸ストレッチ

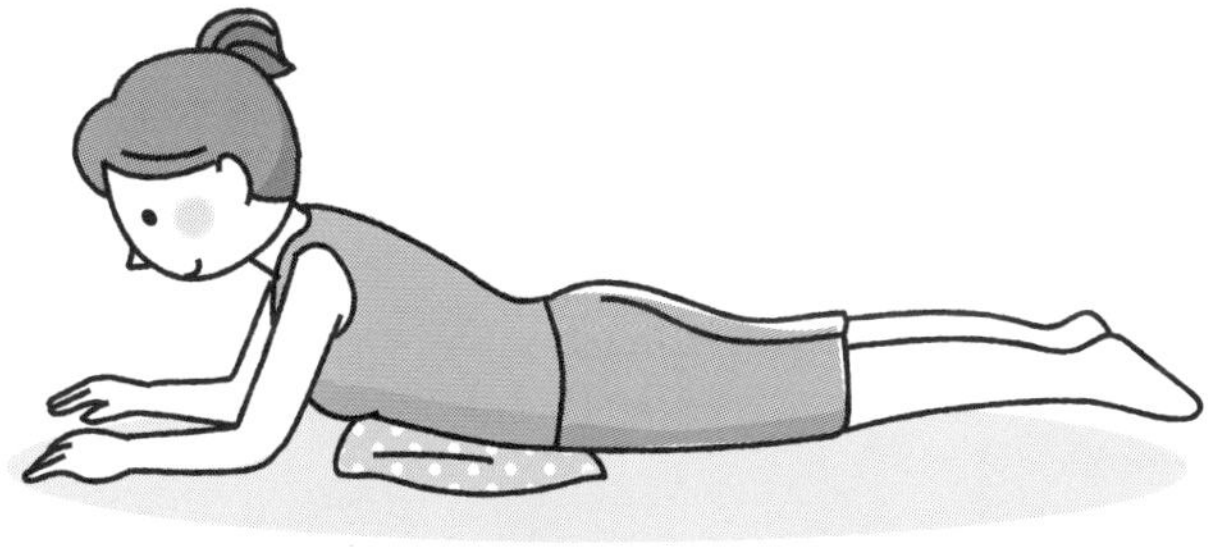

クッションや座布団を折ったものをお腹の下に敷き、うつぶせになる

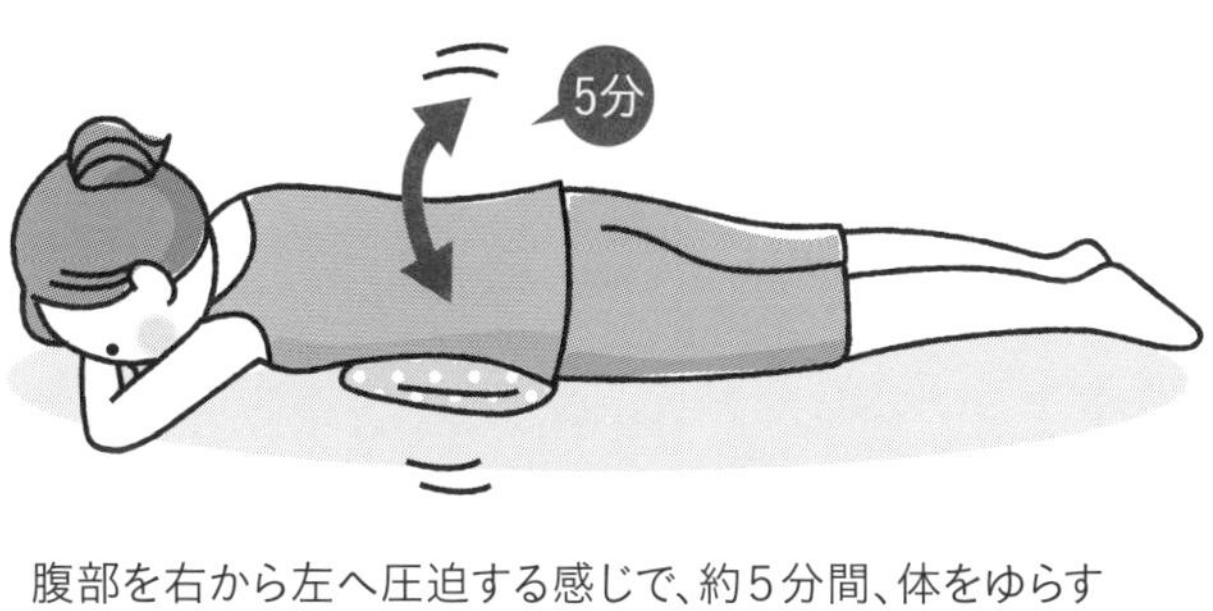

腹部を右から左へ圧迫する感じで、約5分間、体をゆらす

16

入浴時に腸ストレッチ

毎日の入浴時は、腸ストレッチを取り入れやすい時間帯です。湯ぶねにつかったら、腹部を右手のヒラで右側から左側へプッシュしましょう。そして、ある程度左側へお腹のガスが溜まったら、**左季肋部より左下腹部（左季肋部よりやや斜め下方）へハンド・プッシュ**していきます。

ぬるめのお湯（38〜41度ぐらい）にゆっくりつかると、腸を司《つかさど》る副交感神経の働きも活発になり、腸がリラックスできます。

普通の入浴（全身浴）もいいのですが、さらにおススメなのが、ぬるめのお湯でおこなう半身浴です。半身浴は、みぞおちから下だけを湯につける入浴法です。

半身浴は体が温まらなくて冷えるのではないかと思われがちですが、タオルを肩にかけるなど、冷えないための工夫をしておけば、じっくりと長くお湯につかることができるので、温められた血流が上半身に回り、かえって体の芯から温まります。

入浴時に腸ストレッチ

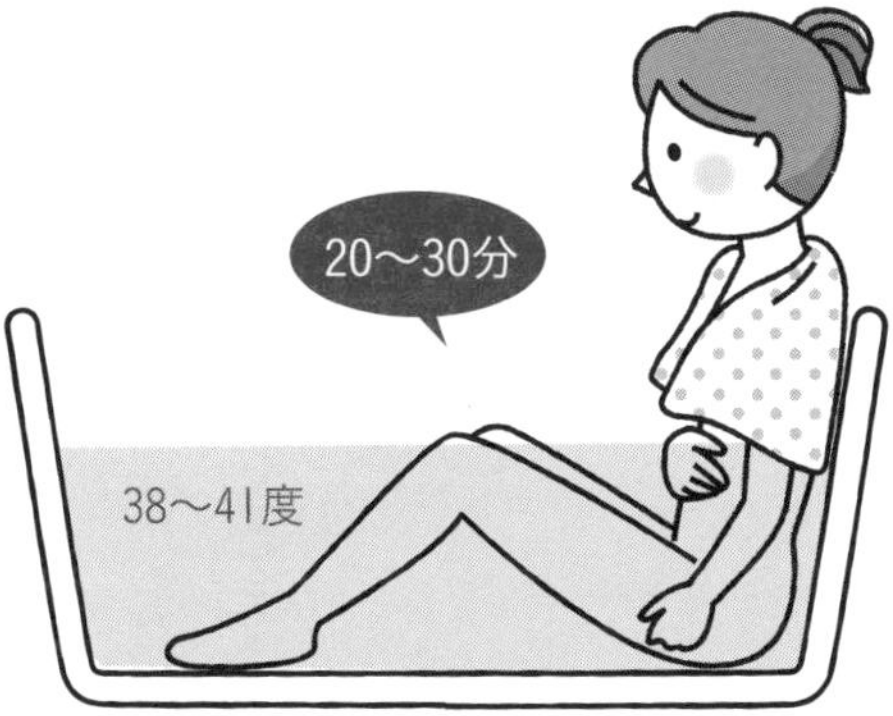

①湯気などで浴室をあらかじめ温めておく
②38〜41度ぐらいのお湯を、みぞおちから下がつかる程度（半身浴）、湯ぶねに溜める
③湯につかり、肩にタオルをかけるなどして上半身を保温する
④じんわりと汗が出てくるまで、20〜30分ほどつかる

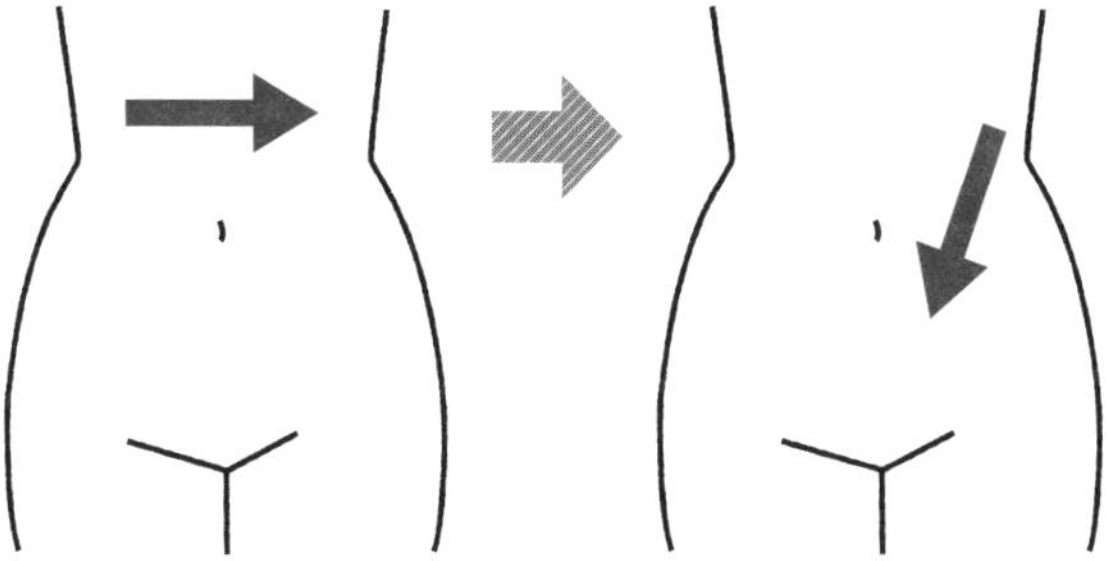

右側から左側へ

左季肋部より
やや斜め下方に向けて
手のヒラでハンド・プッシュする

半身浴の基本的な方法は次の通りです。

①湯気などで浴室をあらかじめ温めておく

②38～41度ぐらいのお湯を、みぞおちから下がつかる程度（半身浴）湯ぶねに溜める

③湯につかり、肩にタオルをかけるなどして上半身を保温する

④じんわりと汗が出てくるまで、20～30分ほどつかる

半身浴は、心臓に水圧がかからないため、心臓や血管にやさしい入浴方法です。また、下半身の血流をよくしてから、上半身に回すことで、より血行がよくなります。血行がよくなることで、結果的に、腸を温める作用も得られます。

入浴を腸内環境の改善に活用する場合、腸ストレッチと併用するとさらに効果が高まるのが、エッセンシャルオイル（精油）を使うアロマバスです。

前述した通り、ぬるめの湯にゆっくりつかると、それだけでも腸を司る副交感神経の働きが促進されます。そこにハーブの芳香成分が凝縮されたアロマで心地よい香りをたてると、アロマテラピー効果でさらに副交感神経の働きが高まり、リラックス腸になりやすいのです。

この目的で使うエッセンシャルオイルとしては、ラベンダー、カモミール、ゼラニウム、ネロリ、ミントなどのハーブを使ったものがおススメです。これらを好きな割合で組み合わせるのもいいですし、リラックスできるなと感じられる他の香りを使ってもかまいません。

湯ぶねに入れる場合、エッセンシャルオイルをそのまま入れると全体に広がりにくいです。そこで、キャリアオイル（希釈用のオイル）に溶かしてから使いましょう。キャリアオイルには、オリーブオイル、ホホバオイル、アーモンドオイルなどがあります。

アロマバスにする具体的な方法は次の通りです。

①容器にキャリアオイル10ミリリットル程度を入れる

②ラベンダー、カモミール、ゼラニウム、ネロリ、ミント、そのほかのエッセンシャルオイルを単独もしくは組み合わせたものを、2～5滴程度①に入れてよく混ぜる

③②を湯ぶねに入れて混ぜる

17

お尻歩きでガスを出やすくする

お尻を床にぺたんとつけて、足を真っすぐにしてお尻歩きで前に進む動きは、肛門を刺激することは当然ですが、前に進むときに、特に腹部に内圧をかけることになり、ある意味でいきむことにもつながるので、これも腹圧があがることになります。その結果、大腸を動かす刺激になり、排ガスの促進にもつながります。

お尻歩きをおこなってみるとわかりますが、1分間おこなうことは、けっこうなパワーがいるのです。これは、まず基本の4パターンの腸ストレッチの後におこなうと、スッキリとした排ガスにつながります。

ちなみに、TBSのテレビ番組「世界一受けたい授業」で、あるタレントさんに1週間毎日おこなっていただいたところ、お腹スッキリにつながったそうです。

腹式呼吸（**64ページ参照**）**をしながら、腰をひねり、お尻を左右に動かしながら、前進**します。スペースがない場合、ある程度進んだら、後ろに進みます。

お尻歩きでガスを出やすくする

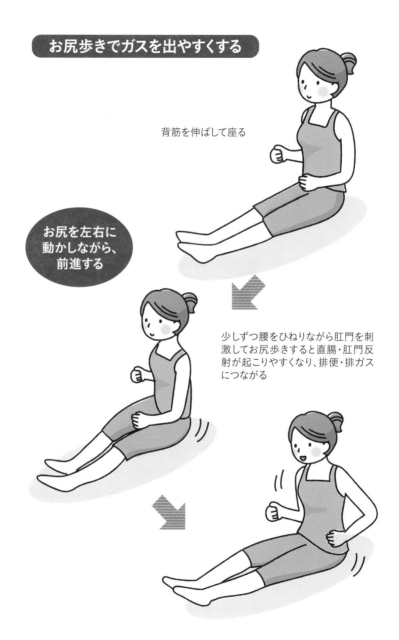

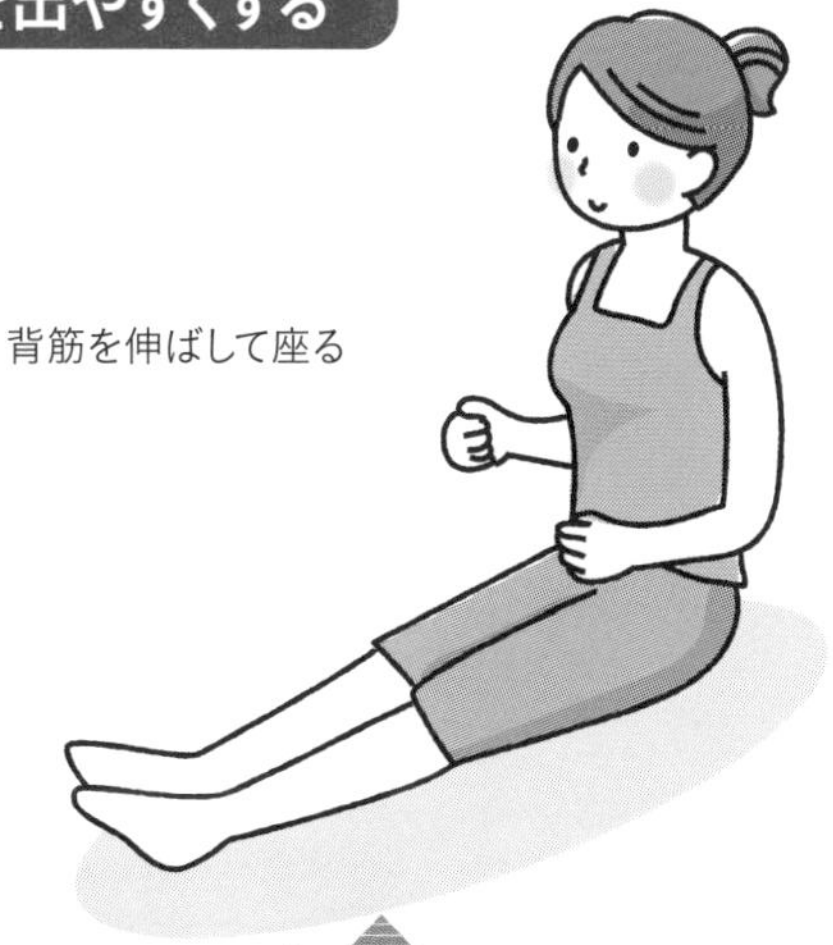

お尻を左右に動かしながら、前進する

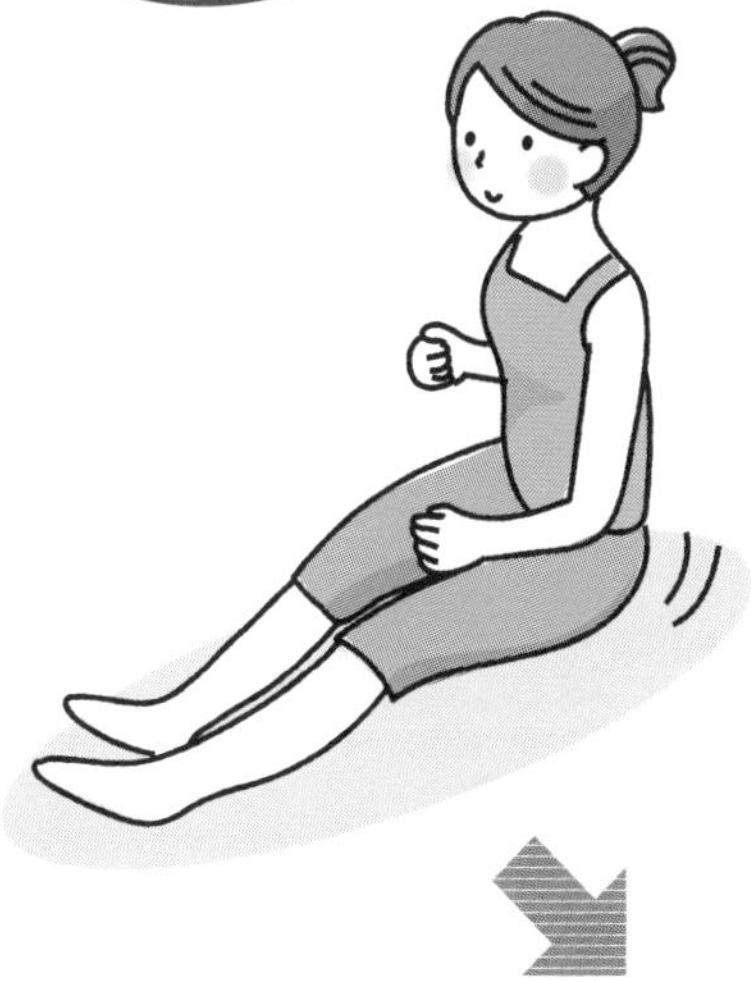

少しずつ腰をひねりながら肛門を刺激してお尻歩きすると直腸・肛門反射が起こりやすくなり、排便・排ガスにつながる

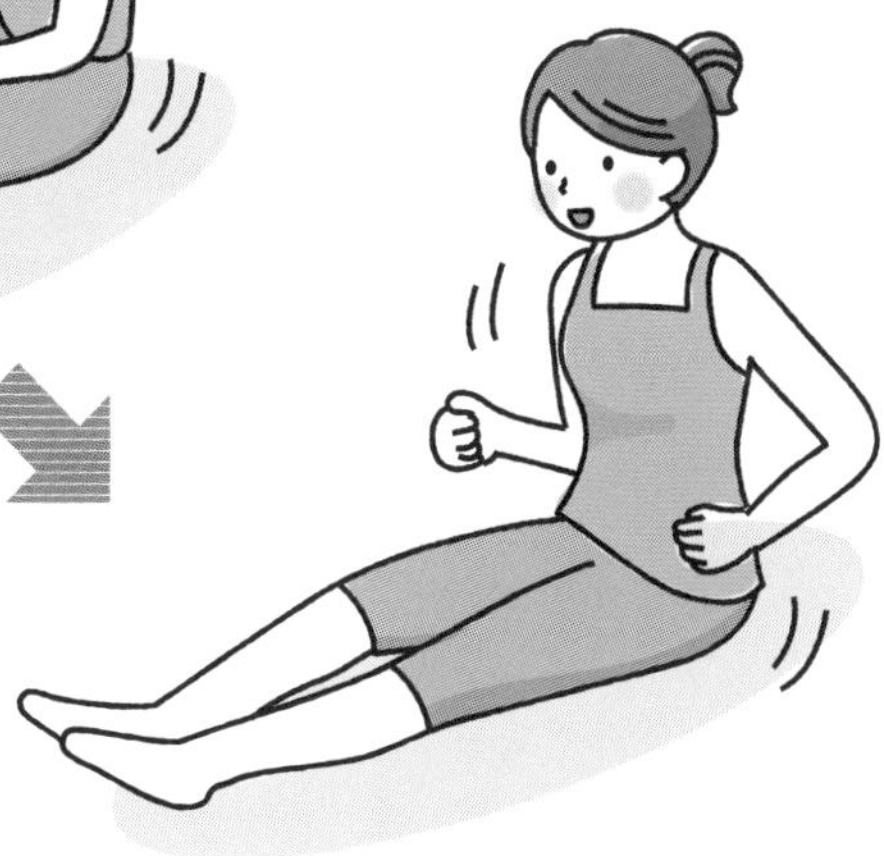

18

腸ストレッチは腹式呼吸でおこなう

腸、特に大腸は、腹式呼吸をおこなうと、運動が活発になることが確認されています。

腸ストレッチは、お腹のガスを排出させやすくすることが主な目的です。ですから、**腹式呼吸をすることで、腸の運動を活発にしながら、お腹を上手にハンド・プッシュすると、S状結腸⬇直腸⬇肛門へとお腹のガスが移行しやすくなります**。もし、腸ストレッチをおこなう時間がないときは、腹式呼吸をおこなうだけでも、ストレス解消と腸の健康に役立ちます。寝る前に限らず、イライラやストレス、不安などを感じたら、いつでもやってみてください。

腹式呼吸は、深く呼吸することで、胸部と腹部の間にある横隔膜を上下させる呼吸法です。腹式呼吸のやり方は左ページの図の通りで、大変簡単です。呼吸をゆっくりと整えることで、心拍数も低下〜安定しリラックス効果を生み出すのです。

腹式呼吸

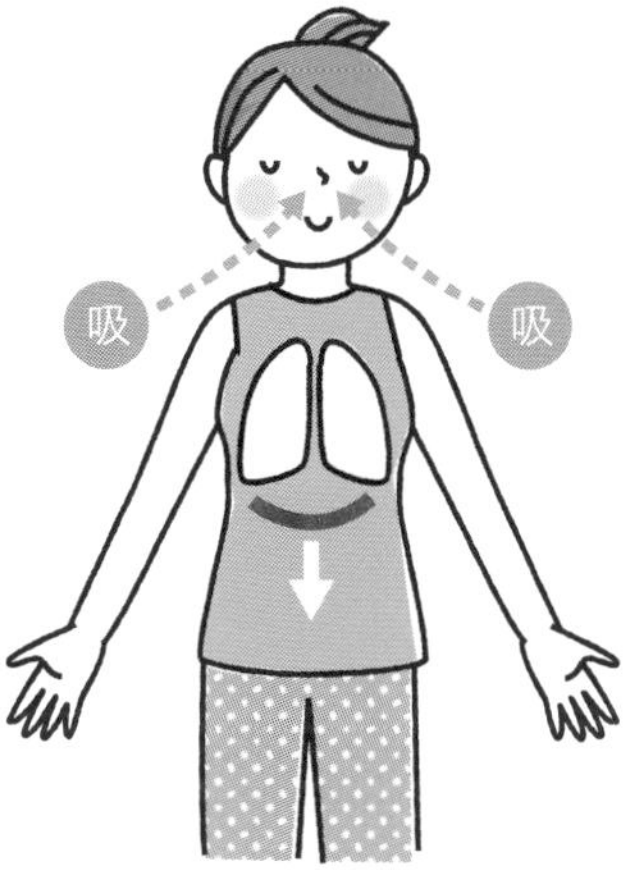

① 背すじを伸ばして立つかイスに座り、余分な力を抜く
② 鼻からゆっくり、いっぱい息を吸う。下腹部が膨らむのを意識する

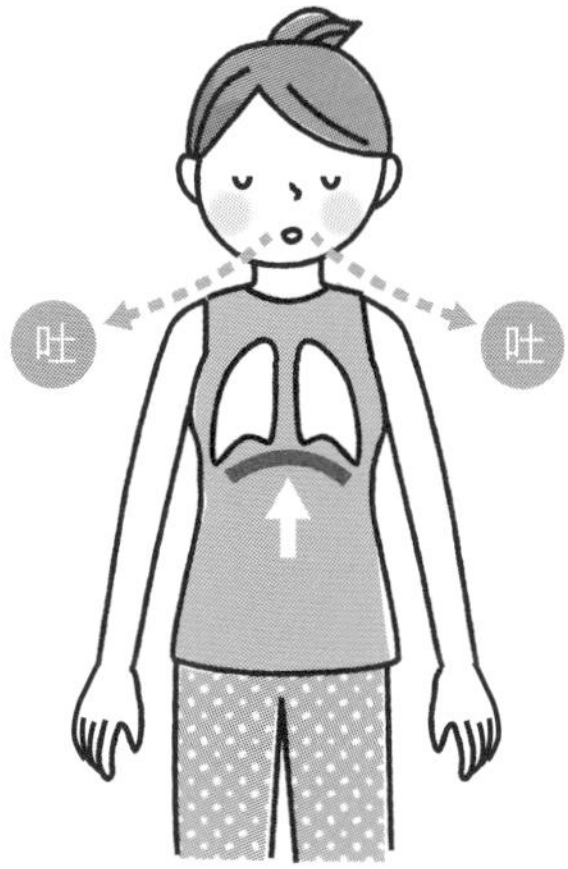

③ 口をすぼめるようにして、ゆっくり細く長く息を吐く
意識的にお腹を凹ませて息を吐ききる
④ ②③を数回繰り返す

19

腸ストレッチのコツ

腸に関する他の本を読みますと、よく「お腹をプッシュするときには、手の指先で圧迫する」と書かれていることが多いのですが、これは腸ストレッチにおいては誤りです。手の指で押すと、指と指の間にスキマができてしまうため、腸内に溜まったガスがそのスキマから逃げてしまい、ガスの排出がうまくいかないことがあるのです。

手のヒラで腹部をプッシュすれば、まんべんなく腸に力が伝わって、腸内のガスの排出に有用です。さらにパートナーに腸ストレッチをおこなってもらうときは、両手のヒラでおこなうことになるので、腸をプッシュする手のヒラの面積が二倍となり、腸のガスを排出するパワーがアップするのです。押し方ですが、ややお腹がへこむ程度、痛くならない程度にゆっくり押します。**1分間に5～15回程度、あまり頻回ではなく、比較的ゆっくり押すようにしましょう。**両手の場合はゆっくりのほうが、ガスがまんべんなく抜けやすくなります。

腸ストレッチのコツ

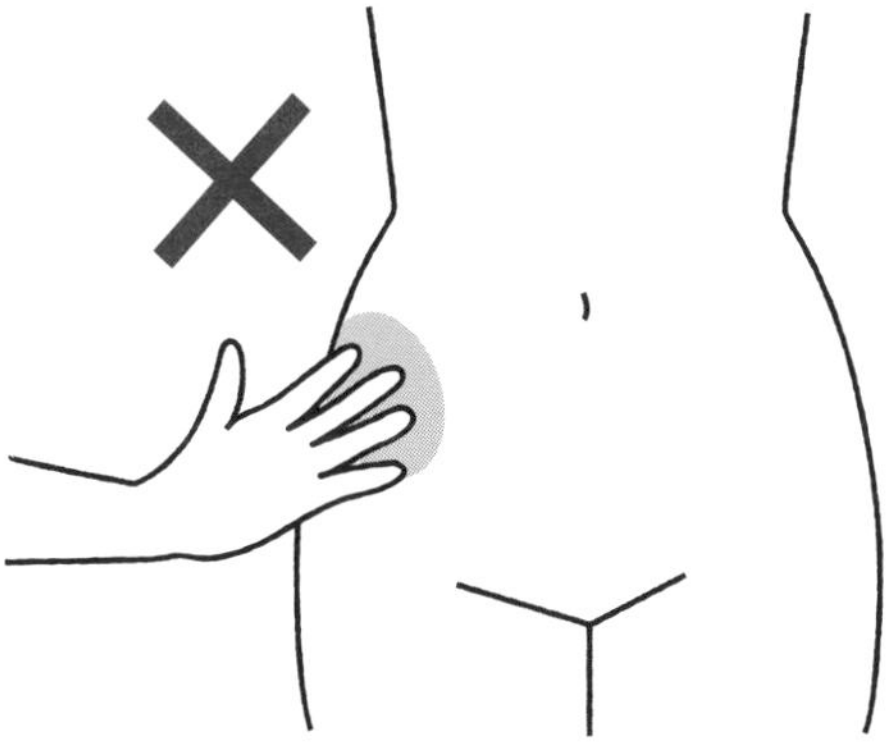

※手の指の先端で押したり、あるいは腸を手の指で揉むような行為は、大きな誤り

手の指先で揉むのは間違い

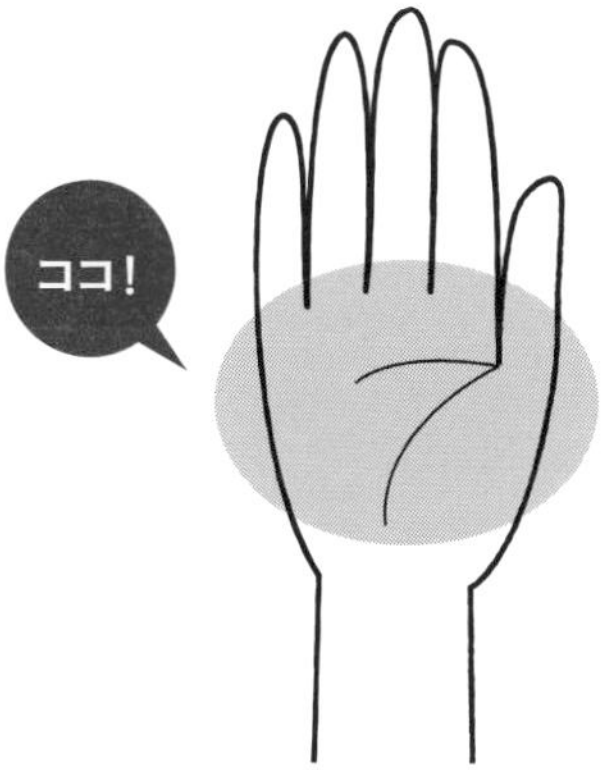

※押し方のコツは1分間に5〜15回程度、あまり頻回ではなく、比較的ゆっくりのほうが、ガスがまんべんなく抜けやすくなる

ここを使う。一部指の根元にかかってもよい

コラム2

「異臭症」って何？

異臭症とは、お腹のガスのにおいが気になったり、まったくにおいがしないのに、まわりの人に自分のガスのにおいが伝わっているのではないか、と気になってしまう一種の病気です。実際ににおいがあるわけではなく、本人のみが気にしている場合が多いのです。

このような場合、オリゴ糖（大さじ二杯程度）を多く入れたペパーミント・ティーの摂取をススメています。

というのも、私のおこなった調査では、オリゴ糖を比較的多く摂ると排出するガスのにおいが甘い香りになっていくのです。この方法を異臭症の患者さんに教えてたところ、においが気にならなくなった人がいるほどです。

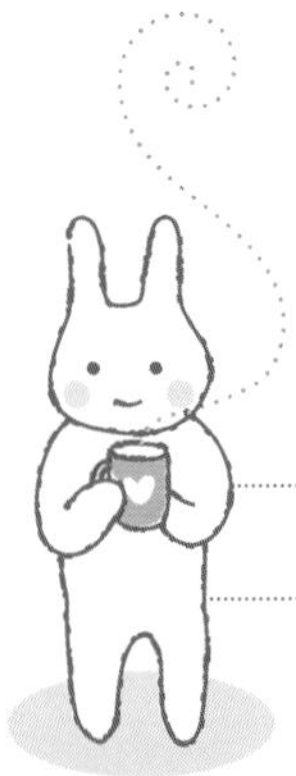

PART 3

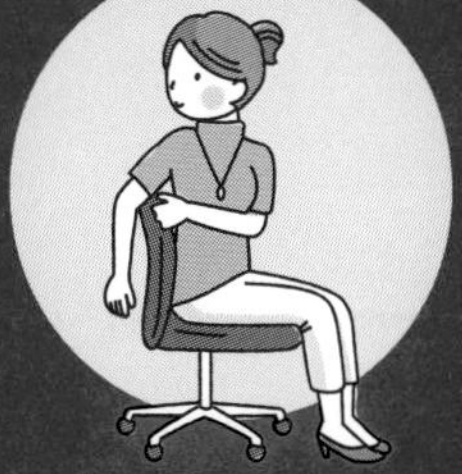

日常生活の中で腸ストレッチを続けよう

20

腸ストレッチの初級から上級まで

腸ストレッチと一言でいっても、さまざまな方法があります。基本は手のヒラで腹部をプッシュし、お腹のガスを抜きやすくして、腹部膨満感などを改善することです。初級、中級、上級と、それぞれの段階の方法を紹介しましょう。

まずは「**初級**」。これは、一番簡単な方法で、誰でも一人でできます。仰向け（仰臥位《ぎょうがい》）になって寝て、右手のヒラで、右側腹部よりヘソ周囲を通過して、左側腹部までプッシュするだけです。

これを**3〜5分**程度ゆっくりと繰り返すだけで、右側（上行結腸から横行結腸右側）に溜まっていたお腹のガスを左側（横行結腸左側から下行結腸）へ移行することが可能になります。

下行結腸の周囲までガスが移行した後に、今度は左手のヒラで、左季肋部より斜め下、つまり肛門の方向に向けてハンド・プッシュするのを繰り返します（**3〜5分**）。

腸ストレッチ：初級

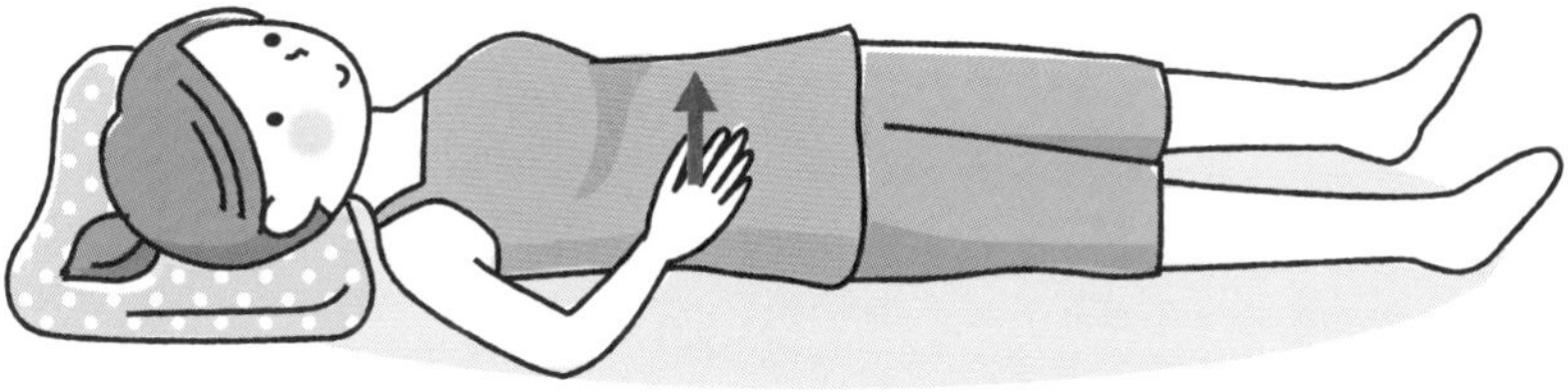

右側腹部から左側腹部へハンド・プッシュ

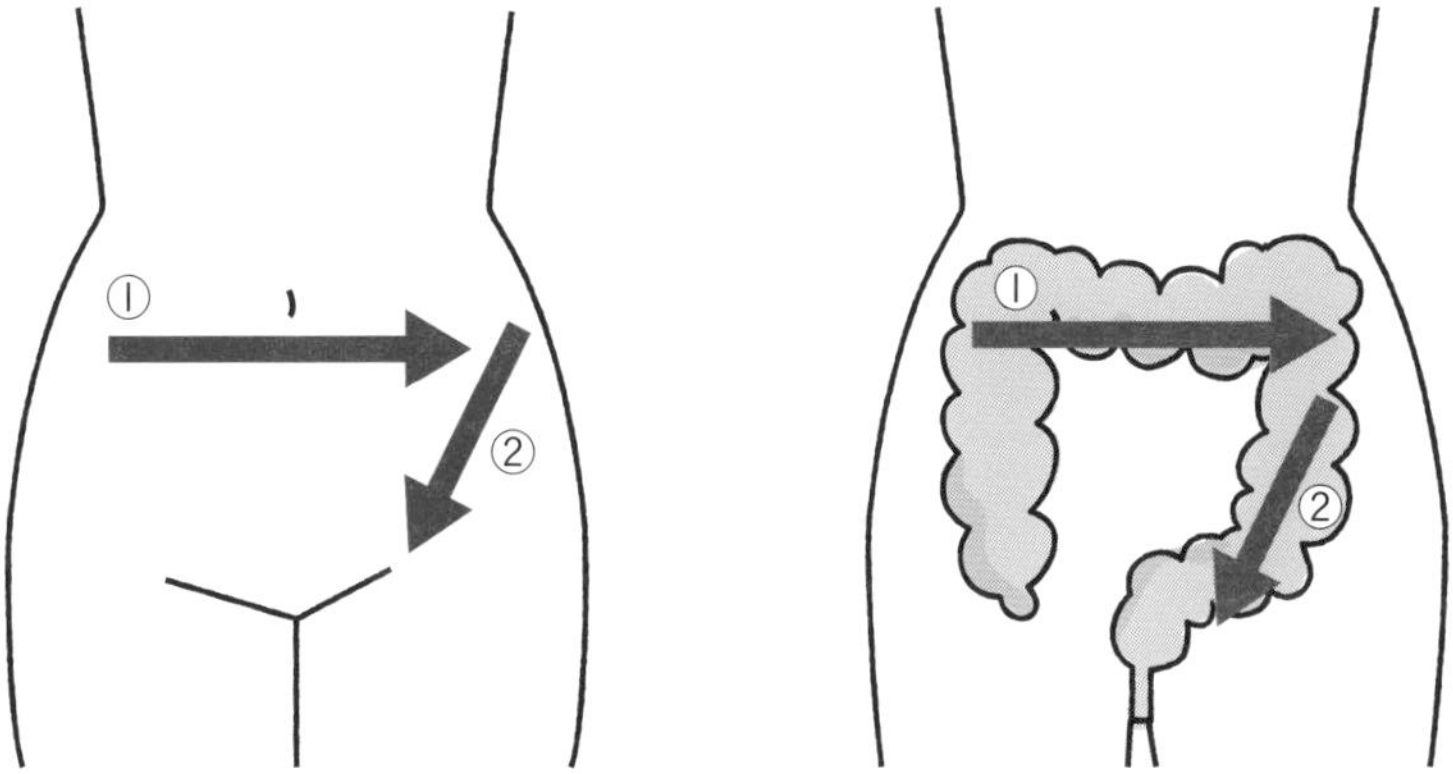

図のように右手のヒラを中心にして
ヘソ周囲を通り越してハンド・プッシュ

その結果、S状結腸から直腸へガスが移行しやすくなります。これが一人でも行えるもっとも簡単な腸ストレッチです。

次に、「**中級**」の腸ストレッチですが、42〜47ページで紹介した「基本の腸ストレッチ」の4ポーズの順番におこなうストレッチのことです。これも慣れてしまえば、比較的簡単におこなえます。

①左向きに横になって↓②仰向けで↓③右向きに横になって↓④うつぶせで（お腹にクッションを当てる）

そして、「**上級**」としては、中級の腸ストレッチをパートナーの両手を借りておこなうことです。48〜51ページで解説した内容になります。

①左向きに横になって↓②仰向けで↓③右向きに横になって↓④うつぶせで（お腹にクッションを当てる）

この方法だと両手のヒラで腹部をプッシュすることになりますので、腹部のガスの移行がしやすくなるのです。

腸ストレッチ：中級、上級

上級の腸ストレッチ
二人でする方法（ツー・マン・メソッド）

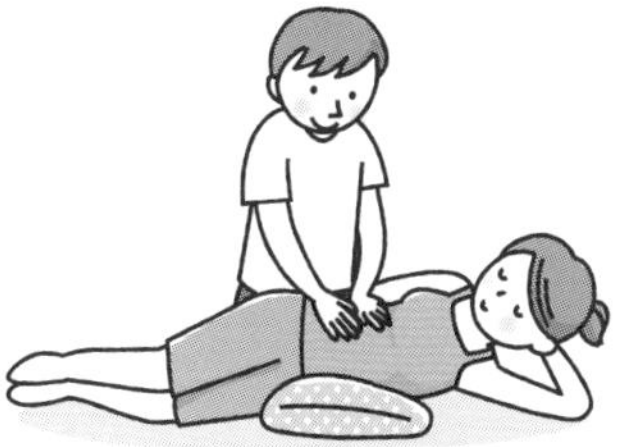

①左向きに横になる

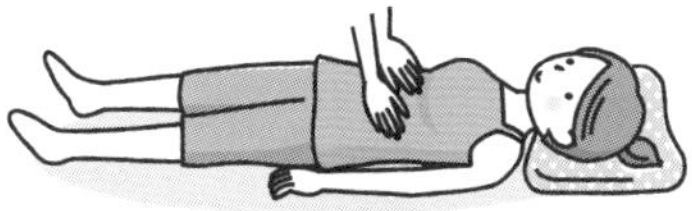

②仰向け

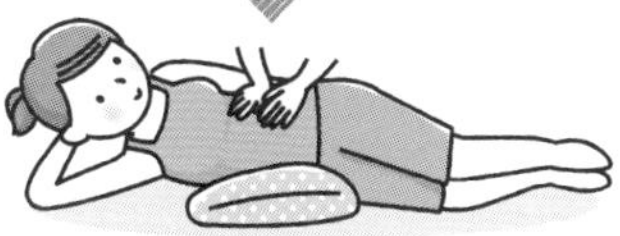

③右向きに横になる

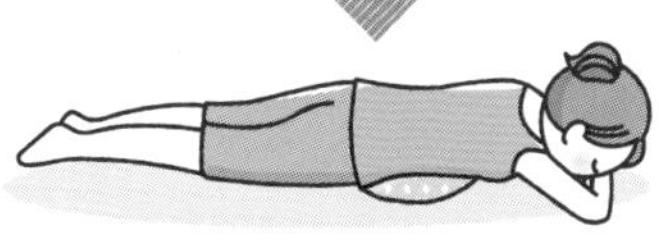

④うつぶせ
（お腹にクッションを当てる）

中級の腸ストレッチ
一人でする方法（ワン・マン・メソッド）

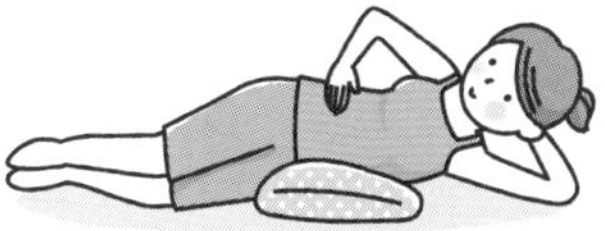

①左向きに横になる

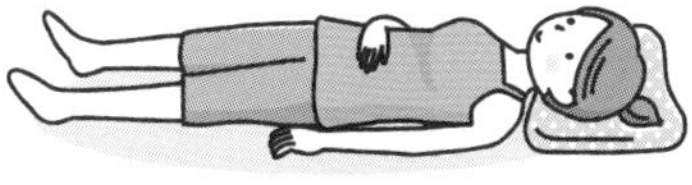

②仰向け

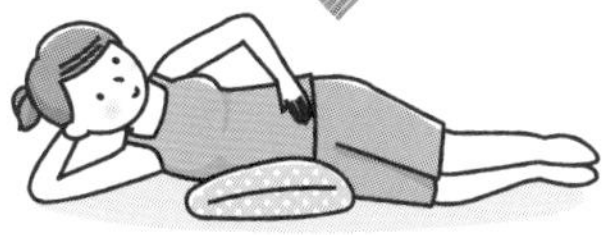

③右向きに横になる

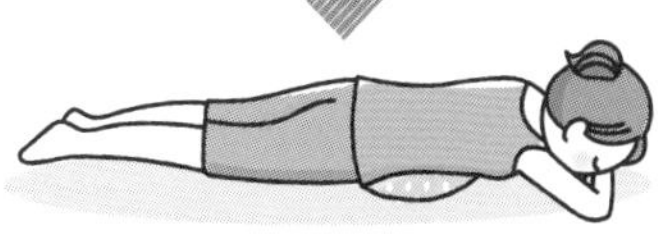

④うつぶせ
（お腹にクッションを当てる）

21

腸ストレッチは体を温めながらおこなう

以前から、麻痺性腸閉塞に対して外科ではミント湿布をおこなっていました。腸官の筋肉をリラックスさせる働きのあるハッカ油（ペパーミントに含有されるメントール）の作用で、お腹全体を温めながら腸をリラックスさせるとよいのです。方法としては、

①熱いお湯（温度は42度くらいが目安）にハッカ油（ドラッグストアや薬局で入手可能）を数滴垂らす
②タオルをつけて絞り、やけどに気を付けながら温タオルを作る
③タオルが熱すぎないことを確認してからお腹に当てて約30秒キープ。一日の中で、いつおこなってもよい

このように、ミント湿布をおこなった後に、腸ストレッチをおこなうと、さらに良い効果が得られることがあります。

腸ストレッチは体を温めながらおこなう

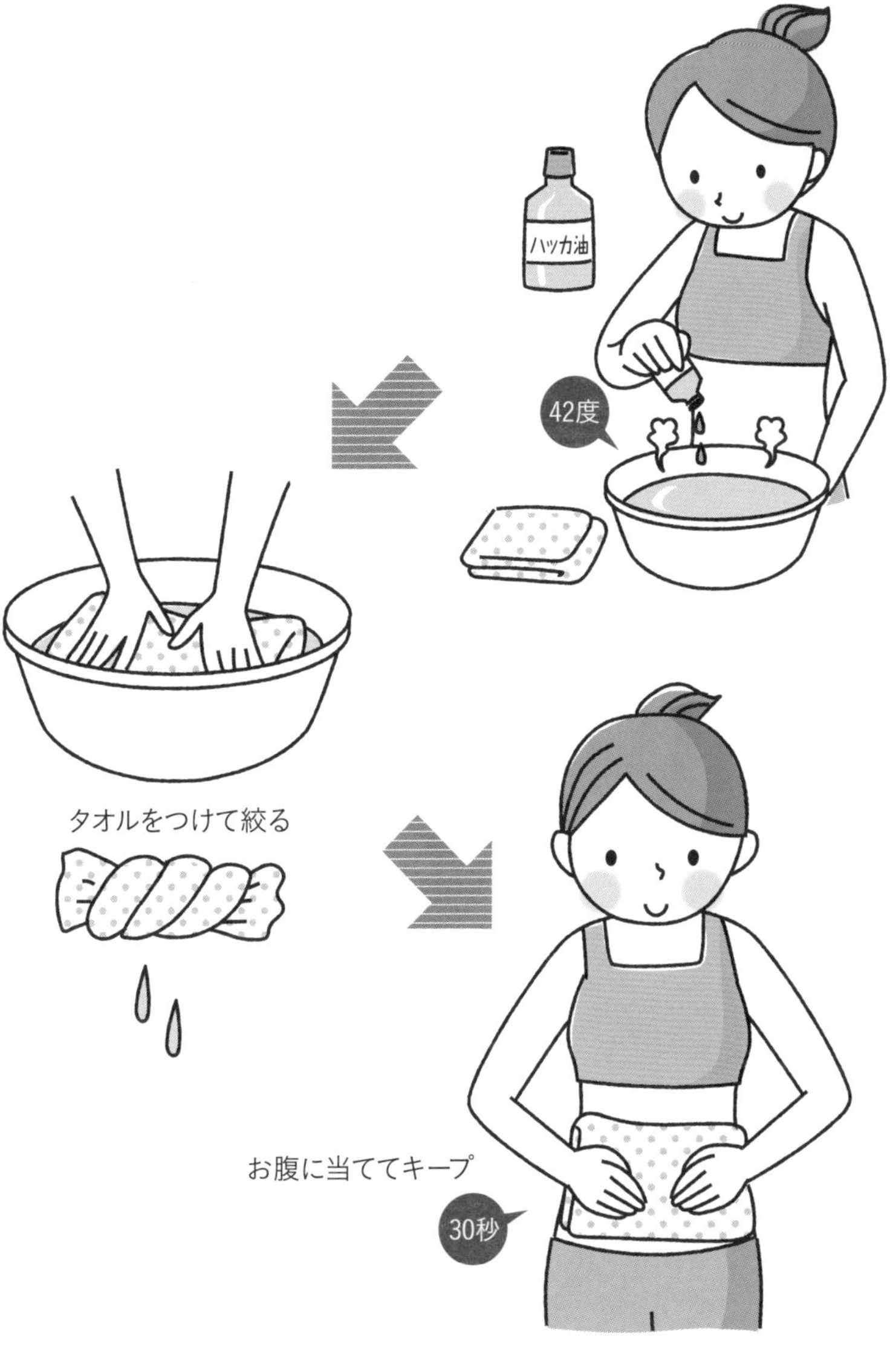
ハッカ油
42度
タオルをつけて絞る
お腹に当ててキープ
30秒

22

1日1回、夜におこなうのがおススメ

私のクリニックでおこなっている便秘外来に通院している患者さんに話を聞くと、夕方から夜にかけて、右側腹部の膨満感を訴える人が多いです。そして軽症の人は、日中はお腹がスッキリしていても、夕方になるとお腹が張ることがあるというのです。

ということは、**腸ストレッチは夜におこなうのがおススメ**です。13や14で解説している簡単な腸ストレッチは仕事中でも可能ですが、平日の忙しい時間や昼間働いているときに、しっかりと腸ストレッチをおこなうことは難しいものです。

夕食（できれば寝る3時間程度前）で、しっかりと食事を摂り、入浴でお腹を温めて、リラックスした状態で腸ストレッチをおこなうことによって、腸の調子がよくなることが実感できます。

1日1回、夜におこなう

半身浴で両ヒザを立てて右手のヒラで
右側腹部より左側へハンド・プッシュする

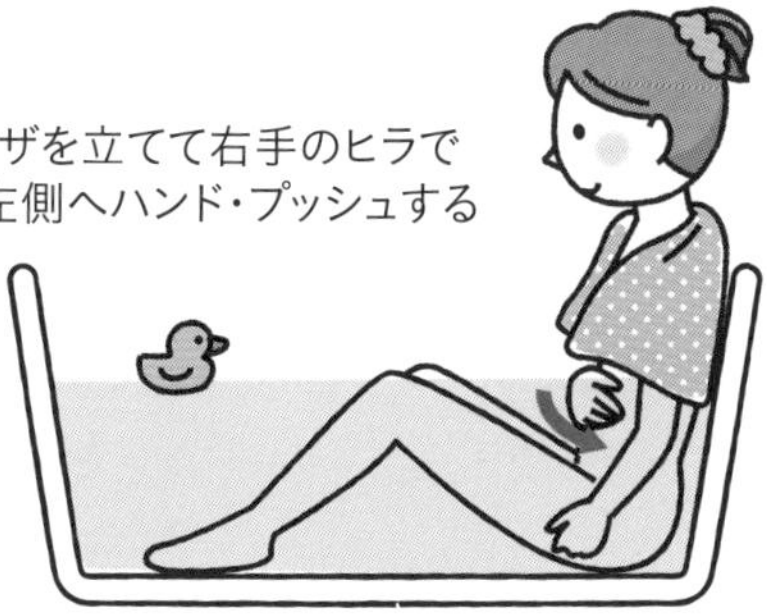

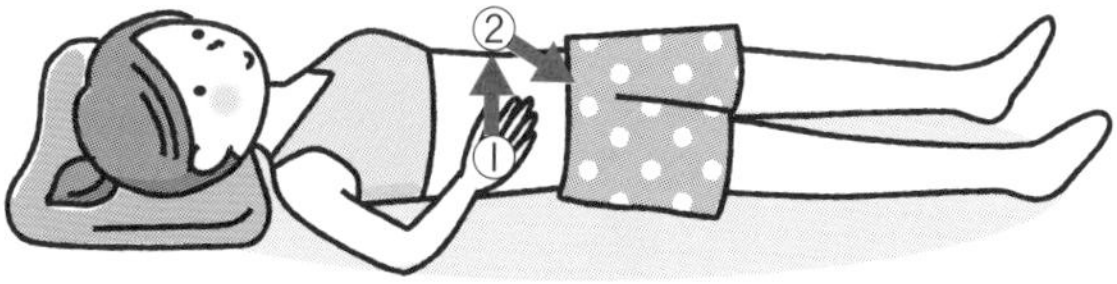

仰向けに寝て、右手のヒラで右側腹部より左側腹部へハンド・プッシュ。
その後、左手のヒラで左季肋部から直腸方向へハンド・プッシュ

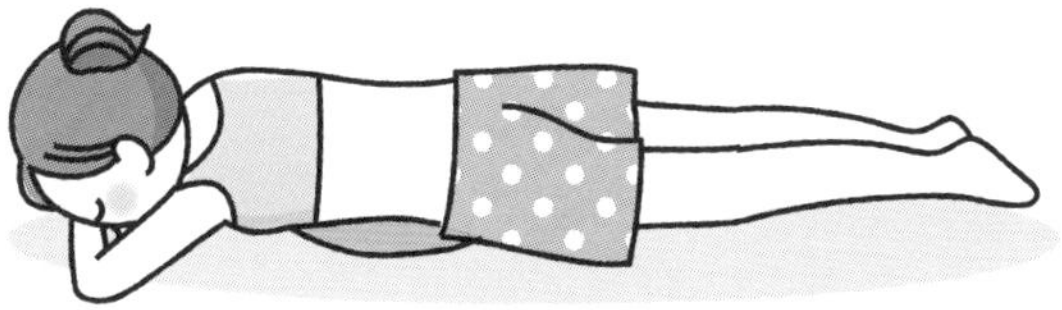

最後にお腹にクッションを当てて腹ばいになり、腹式呼吸を繰り返しながら、
肛門の力を抜くとガスが出やすくなる

もともとガスがあまり溜まっていない人は右側のガスを左側へ移行させるだけでもお腹が楽になる。ガスが多く溜まっている人は、入浴中〜入浴後のストレッチと並行することでガスが排出しやすくなる

23

忙しい人のための短め腸ストレッチ

朝は、少しでも長く寝ていたいものなので、どうしても、起きてからあわただしいものです。朝から腸ストレッチなどとても無理だという人も多いはずです。でも少しでも腹部膨満感を改善し、スッキリさせたいと思う人は多いでしょう。

このような場合、**立ったまま、腰から腹部をひねるツイストを1～2分間程度おこなうのがおススメ**です。立ったままでも腰から腹部をツイストすることによって、右側に溜まったガスが左側（肛門へ近いほう）に移動しやすくなるのです。時間があれば、トイレに行って排便とともに、ガスを排出してください。

では、昼間にお腹が張ってきた場合はというと、この場合は**イスに座ったままで腰から腹部をツイストしてください**。1～2分程度おこなうだけでも、腹部のガスが移行しやすくなります。時間的に余裕ができたときに、トイレに行ってガスを排出してきましょう。少しはお腹がスッキリするはずです。もしガス

短め腸ストレッチ

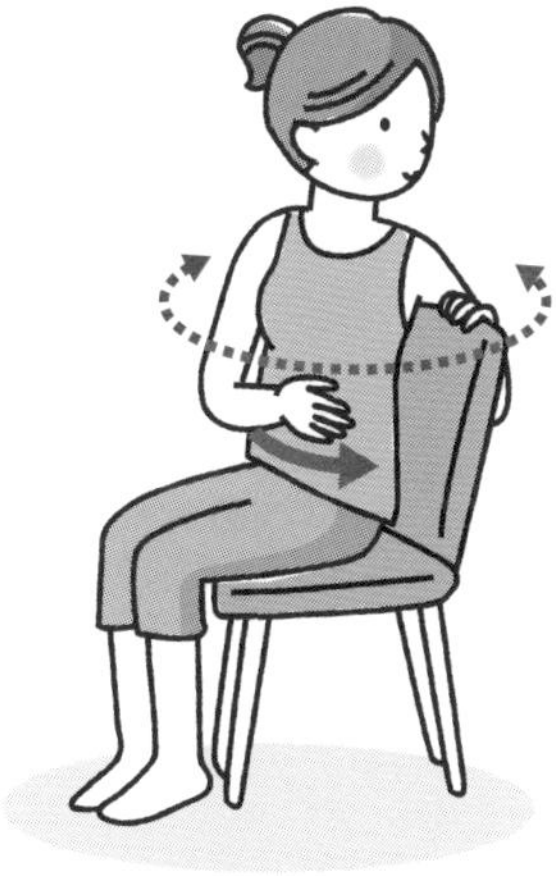

立ったまま、あるいはイスに座ってツイスト。さらにツイストしながら右手のヒラで右側から左側へ腹部をハンド・プッシュ

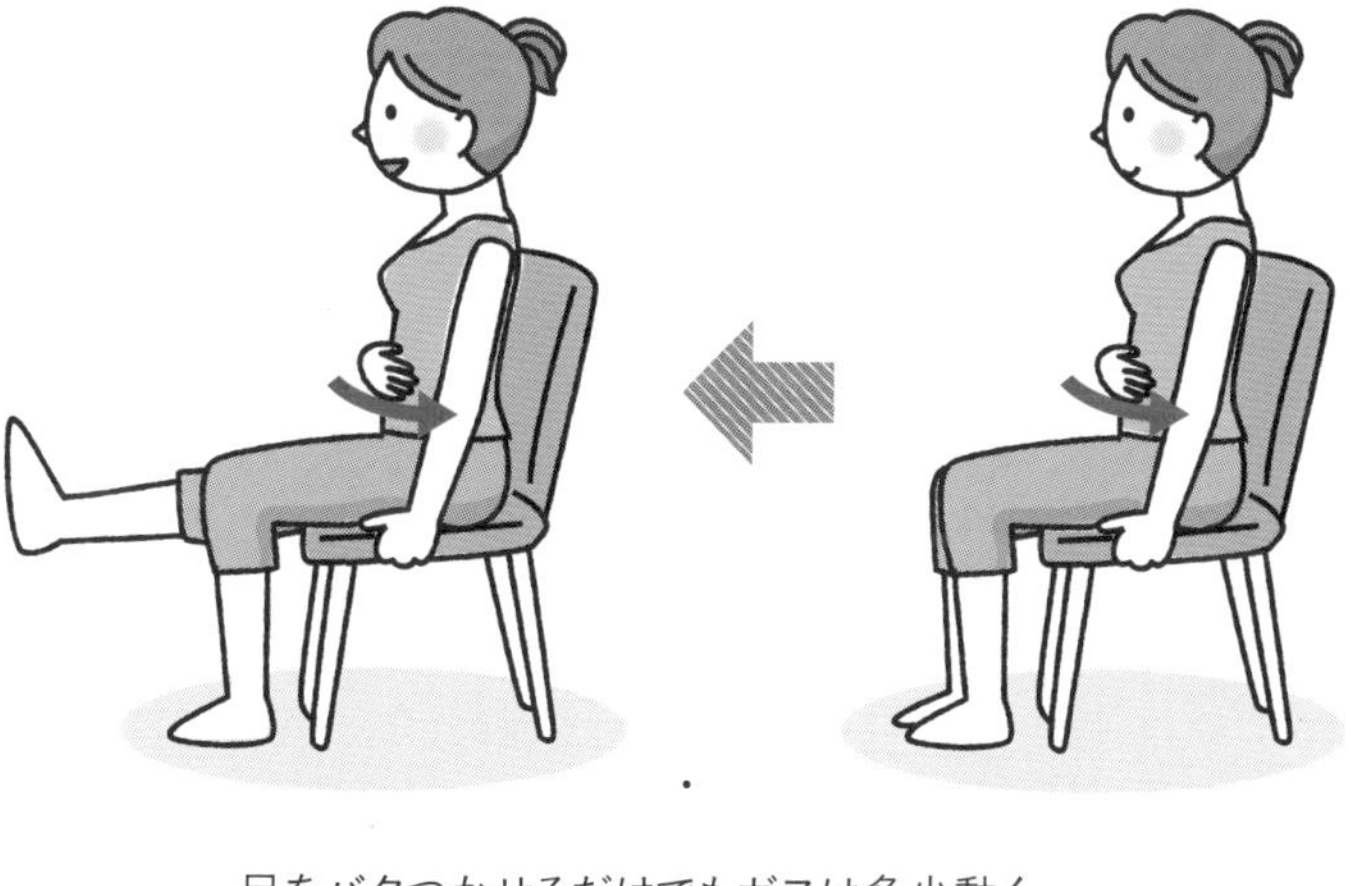

足をバタつかせるだけでもガスは多少動く。
これに右から左へのハンド・プッシュを加える

が抜けにくいようなら、シャワートイレで少しだけ肛門を刺激するとガスが抜けやすくなります。

夜、家に帰ってきて疲れていても、入浴はしてください。シャワーだけだとお腹があまり温まりませんが、入浴することでお腹が温まり、リラックスできるとともにガスが排出しやすくなります。夏、のぼせやすかったら、半身浴でもよいでしょう。

少しお腹を温めた後に、右手のヒラで右側腹部より左側腹部にハンド・プッシュします。そして、左季肋部から肛門のほうへ左手のヒラで斜め下方へ向かってお腹をプッシュすると、下行結腸からS状結腸へガスが移行していき、ガスが抜けていきます。

この場合、**ちょっと腰を浮かせて、肛門を坐位の位置より上方へ持ち上げると、よりいっそうガスが排出しやすくなります。**

そして、よりいっそう入浴時に腸ストレッチのパワーをアップするためには、アロマバスにしたり、ミントオイル、レモンオイルをお風呂の中に入れるとより効果的です。

短め腸ストレッチ

朝

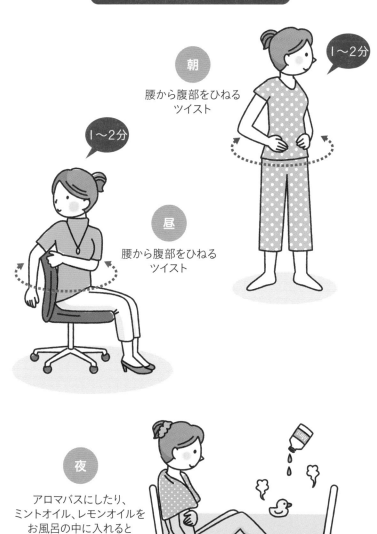

腰から腹部をひねる
ツイスト

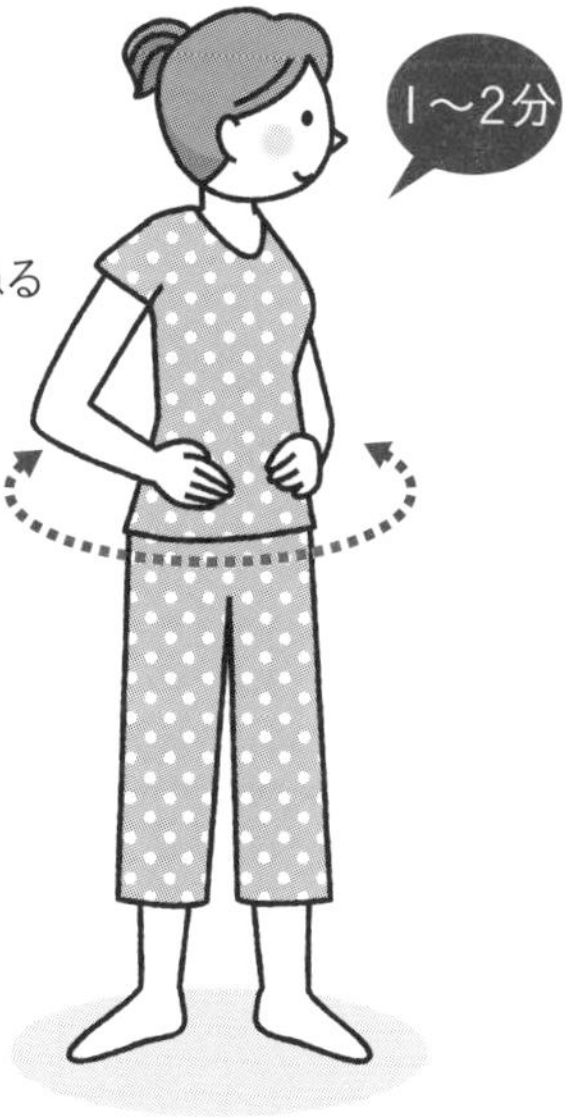

昼

腰から腹部をひねる
ツイスト

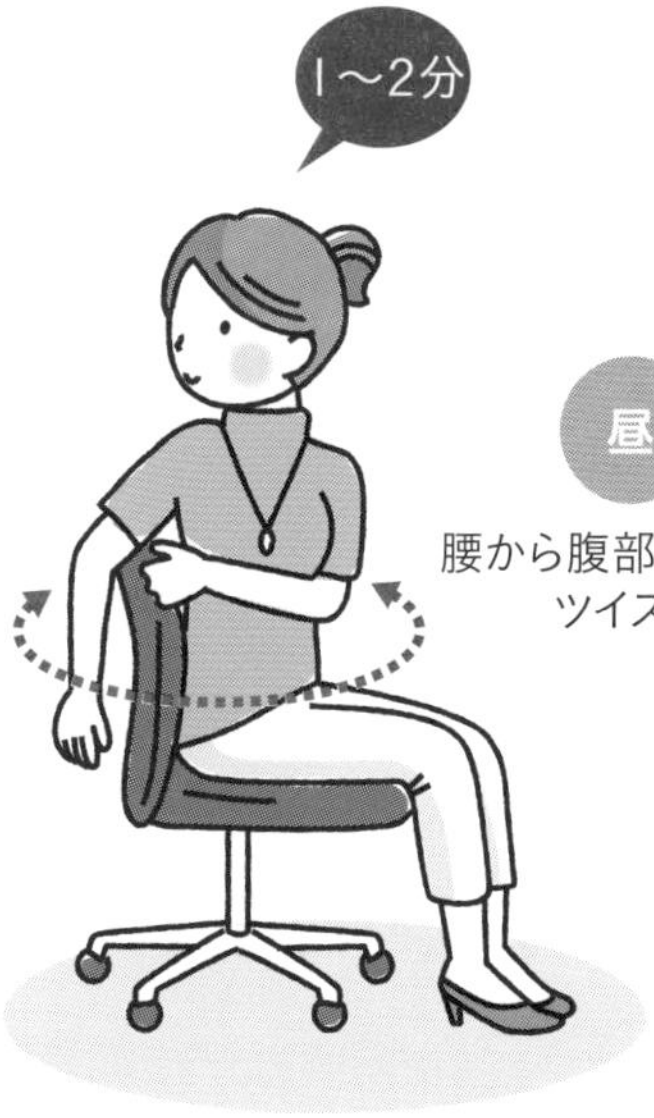

夜

アロマバスにしたり、
ミントオイル、レモンオイルを
お風呂の中に入れると
より効果的

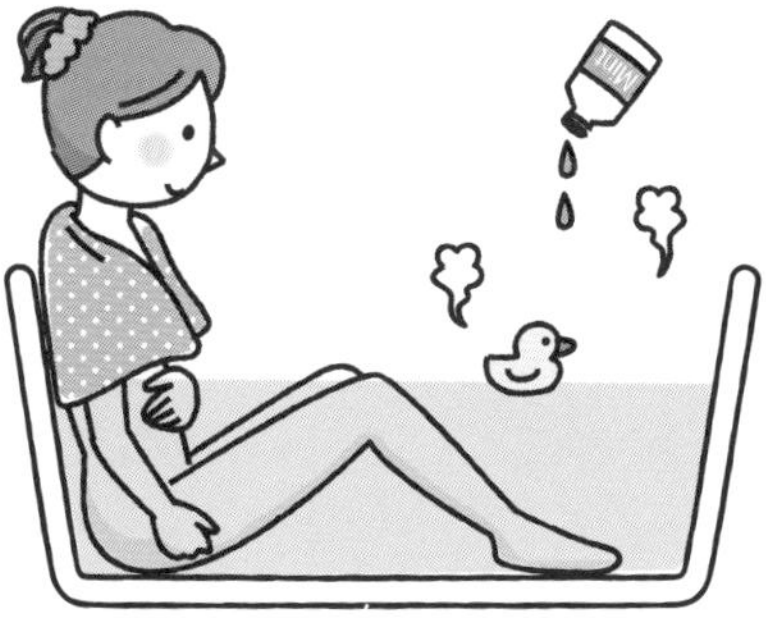

24

ゆったりお家で腸ストレッチ

家の中でくつろいで、ゆったりとしたリラクッスした状態で腸ストレッチをおこなうと、より効果的です。

リラックスモード、つまりは副交感神経を優位にして、腸が動きやすい環境にしたほうがよいのです。リラックスモードにする一つの方法として、スローテンポ、明るいイメージの音楽を聴きながら腸ストレッチをおこなうこともおススメです。

たとえば、歌の入っていない、いわゆる**イージーリスニングの曲を聴いていると、ゆったりとした気分になれる**ものです。イージーリスニングといってもぴんとこない人は、デパートなどのエレベーターの中でかかっている曲を聴いたりイメージしていただければわかるのではないでしょうか。

そして、お家でゆったりですから、時間的にゆとりのある午前中と午後の2回に分けて腸ストレッチをおこなうとよいでしょう。

ゆったりお家で腸ストレッチ

朝
ベッドの上でワン・マン・メソッド
基本の腸ストレッチ
(①左向き → ②仰向け → ③右向き → ④うつぶせ＋クッション)

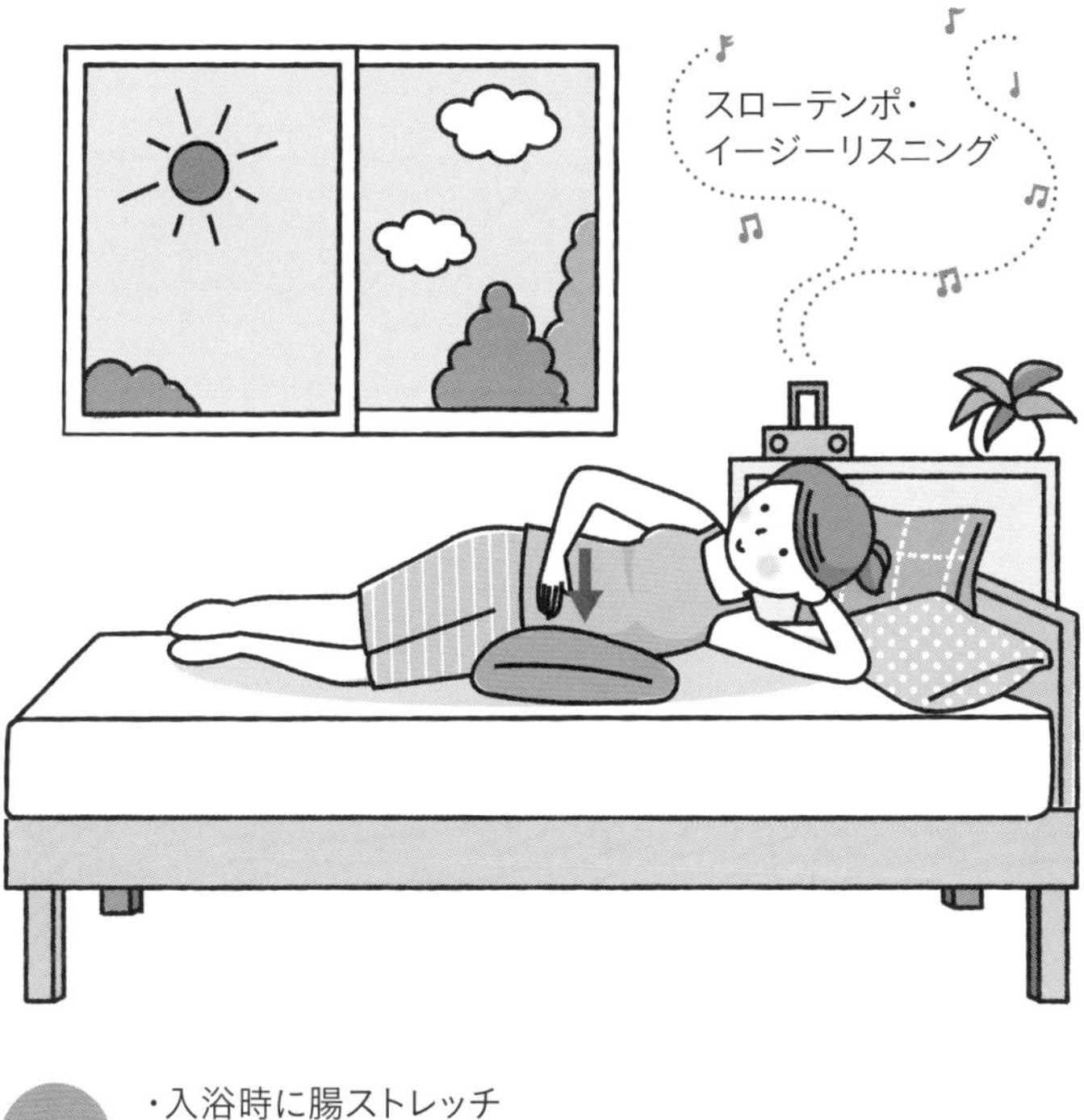

夜
・入浴時に腸ストレッチ
・寝る前に腸ストレッチ
基本の腸ストレッチ
(①左向き → ②仰向け → ③右向き → ④うつぶせ＋クッション)

25

開放的な外での腸ストレッチ

休日、郊外に出て芝生の上で仰向けに寝転べば、その場でストレッチができます。ちょっと寝転ぶにはレジャーシートを持参すればよいでしょう。青空の下で横になれば、どんな場所にいるよりもリラックスできるというものです。**仰向けに寝転がった状態で、右手のヒラで右側腹部より左側腹部にハンド・プッシュし、さらには左季肋部より肛門の方向へ、つまり斜め下方へ左手のヒラでハンド・プッシュ**すれば、簡単に腸ストレッチができます。

もし、パートナーと出かけて、誰もいないところであれば、パートナーに両手でハンド・プッシュしてもらえれば、もっと効果があるでしょう。

散歩やピクニックなどで歩くと、腸が動きガスが下腹部に移動しやすくなります。そこで30～60分程度歩いてからパートナーと、あるいは一人で腸ストレッチをおこなう場合、外出先なので、11の②の仰向けでおこなう腸ストレッチだけでよいでしょう。

開放的な外での腸ストレッチ

散歩やピクニックなどで歩くと、腸が動きガスが下腹部に移動しやすい
↓
そこで30～60分程度歩いてからパートナーと、あるいは一人で腸ストレッチ。
この場合、外出先なので仰向けだけでよい

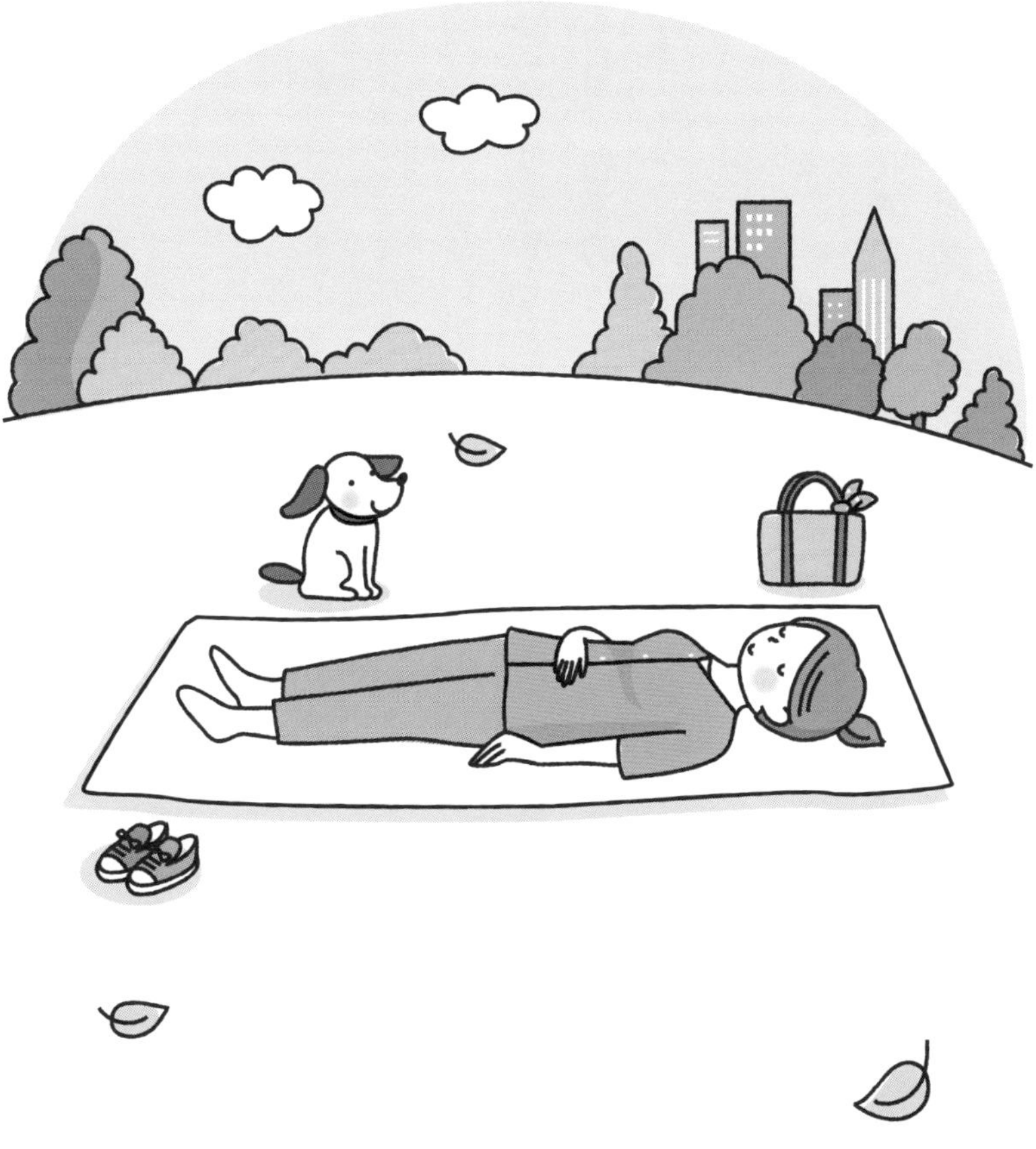

26

職場で腸ストレッチ

現在、オフィスでパソコンの前に長時間座りっぱなしという人は、けっこう多いものです。また、営業や販売などの方々は、意外と好きなときにトイレに行けず、しだいにお腹が張ってくることがあります。特に女性は、夕方になると右側腹部が張ってくることが多いのです。

このようなとき、**オフィスでずっと座っている場合は、イスに座ったままでツイストでお腹をひねり、右手のヒラで右側腹部より左側腹部に向かってハンド・プッシュをおこなう**と、右のガスが左へ移行しますので、ガスを排出しやすくなります。

営業や販売の人でトイレに行けるのであれば、ガスだけでも排出してくれれば楽になりますし、**もし無理であれば、人のいないところで、腰からお腹をツイストし、右手のヒラで右側腹部より左側腹部へハンド・プッシュをおこないましょう。**

職場で腸ストレッチ

椅子に座ってツイスト＋
座って腸ストレッチ

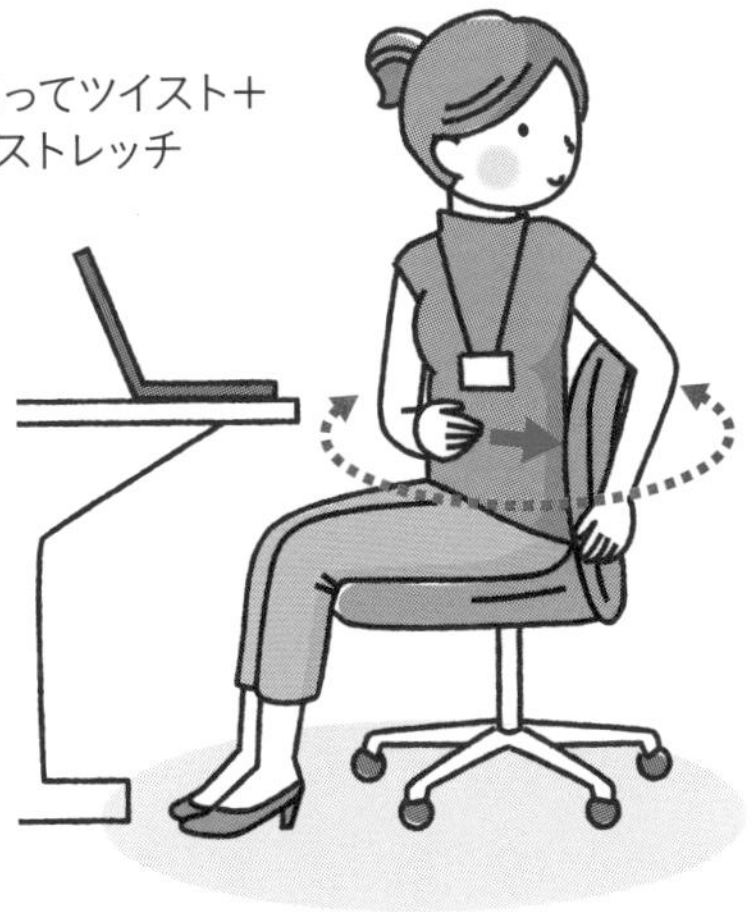

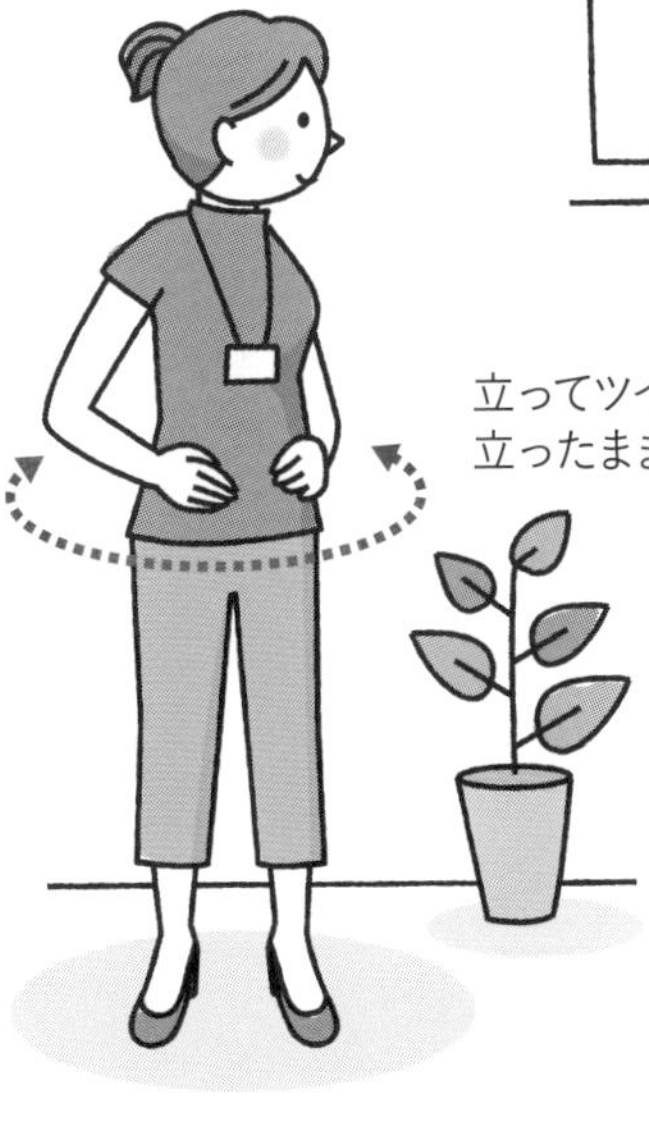

立ってツイスト＋
立ったまま腸ストレッチ

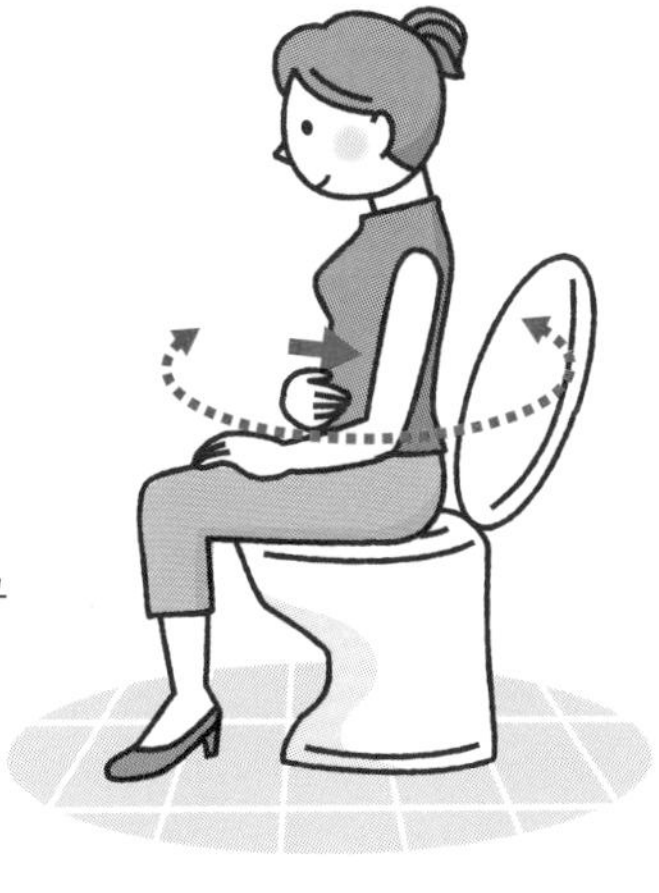

腰からお腹をツイストし、
右手のヒラでハンド・プッシュ

シャワートイレで肛門を
少し刺激すると
ガスが排出されやすい

27

夏場の半身浴腸ストレッチ

ここ数年、夏場は以前に比較して猛暑（最高気温35度以上）の日が増加するようになりました。その結果、最高気温と家の中など室内の気温の差が10度以上になることが多くなるようになりました。温度差10度以上になると、発汗が強くなったりして大腸へ行く水分量が減少し、またお腹がエアコンなどで冷えることもあって、腸の運動が低下し、腹部膨満感や排便困難感、便秘などに悩まされる人が急増していきます。

このような場合、水分を多く摂ることは重要ですが、お腹を冷やさないこともポイントです。ところが、夏になるとシャワーだけで済ませてしまう人が多くなり、お腹が冷えたままになってしまうのです。**夏場にお腹が張っているような状況には、半身浴にして腸ストレッチをおこなうとよいでしょう**（方法としては16参照）。また全身浴にするとのぼせやすくなり、かえって不快感が増すので、半身浴で腸ストレッチがいっそうおススメです。

夏場の半身浴腸ストレッチ

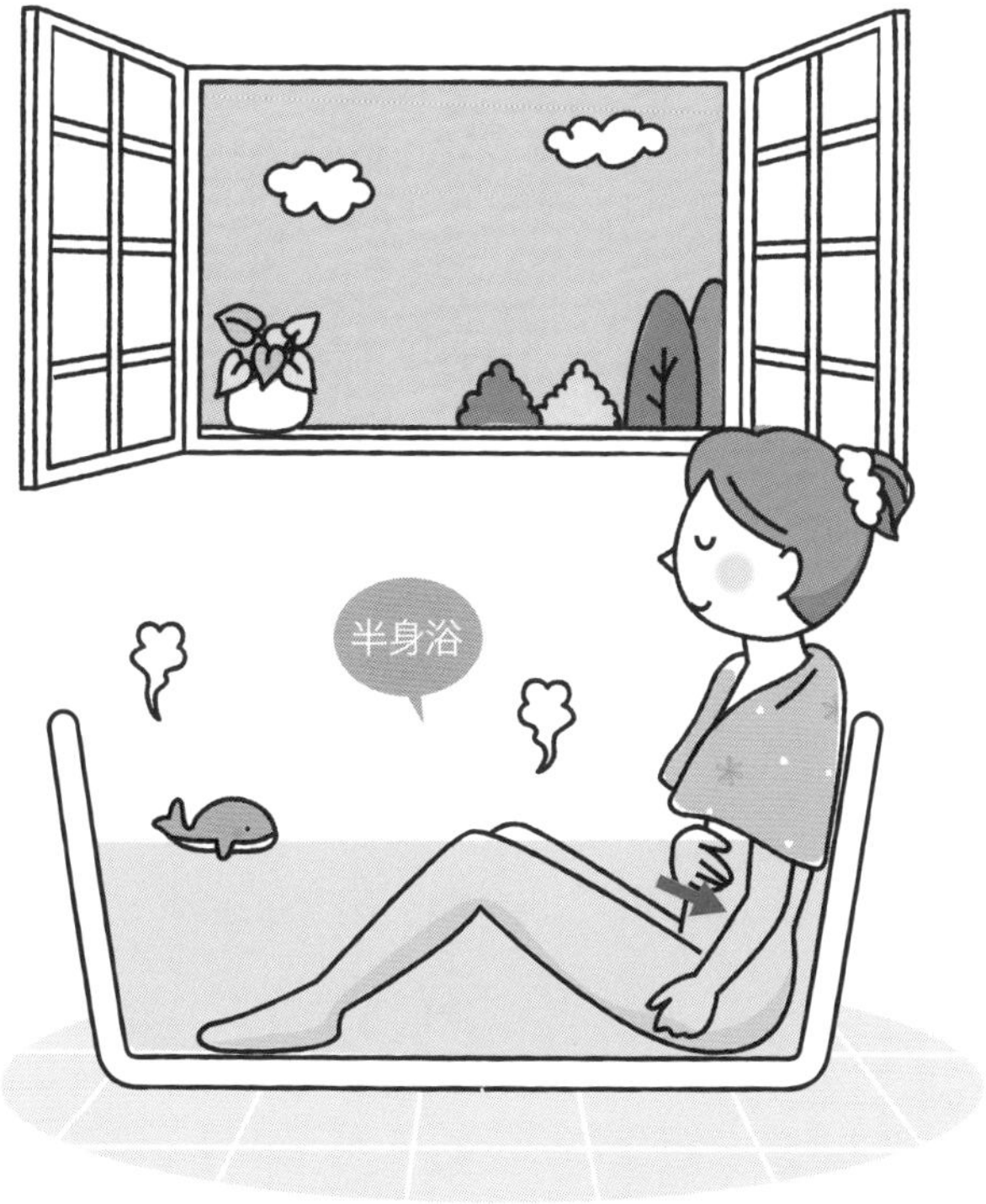

①右手のヒラで右側から左側へハンド・プッシュ
②左手のヒラで左季肋部より直腸方向に向けてハンド・プッシュ

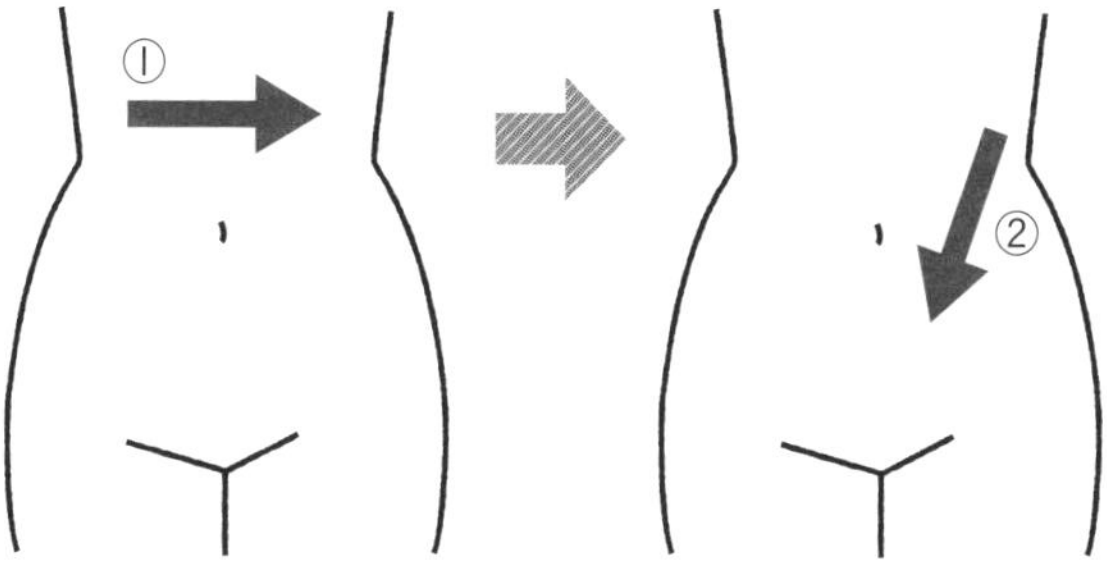

28

冬場の全身浴腸ストレッチ

冬場も夏と同様に、室外の温度と室内の温度が10度以上差のある日が多くなります（10度の法則）。

このような場合、温かい室内から寒い屋外へ出ると、腸への負担が発生し、腹部膨満感が出現することがあります。**体が冷え込んだなと思ったら、家へ帰って全身浴で全身、特にお腹を温め、腸ストレッチをおこなう**と、お腹がスッキリします。

5〜10分間全身浴をおこない、お腹をよく温めた後に、右手のヒラで右側腹部より左側腹部へハンド・プッシュをおこない、ガスを右側から左側へ移動させた後に、今度は左季肋部から左手のヒラで肛門の方向へ、斜め左下へ移行させていきます。その後に少し腰を持ち上げて肛門を少し浮かせるようにして、肛門の力を抜くと、排ガスがしやすくなります。お腹のガスが少しでも抜ければスッキリします。

冬場の全身浴腸ストレッチ

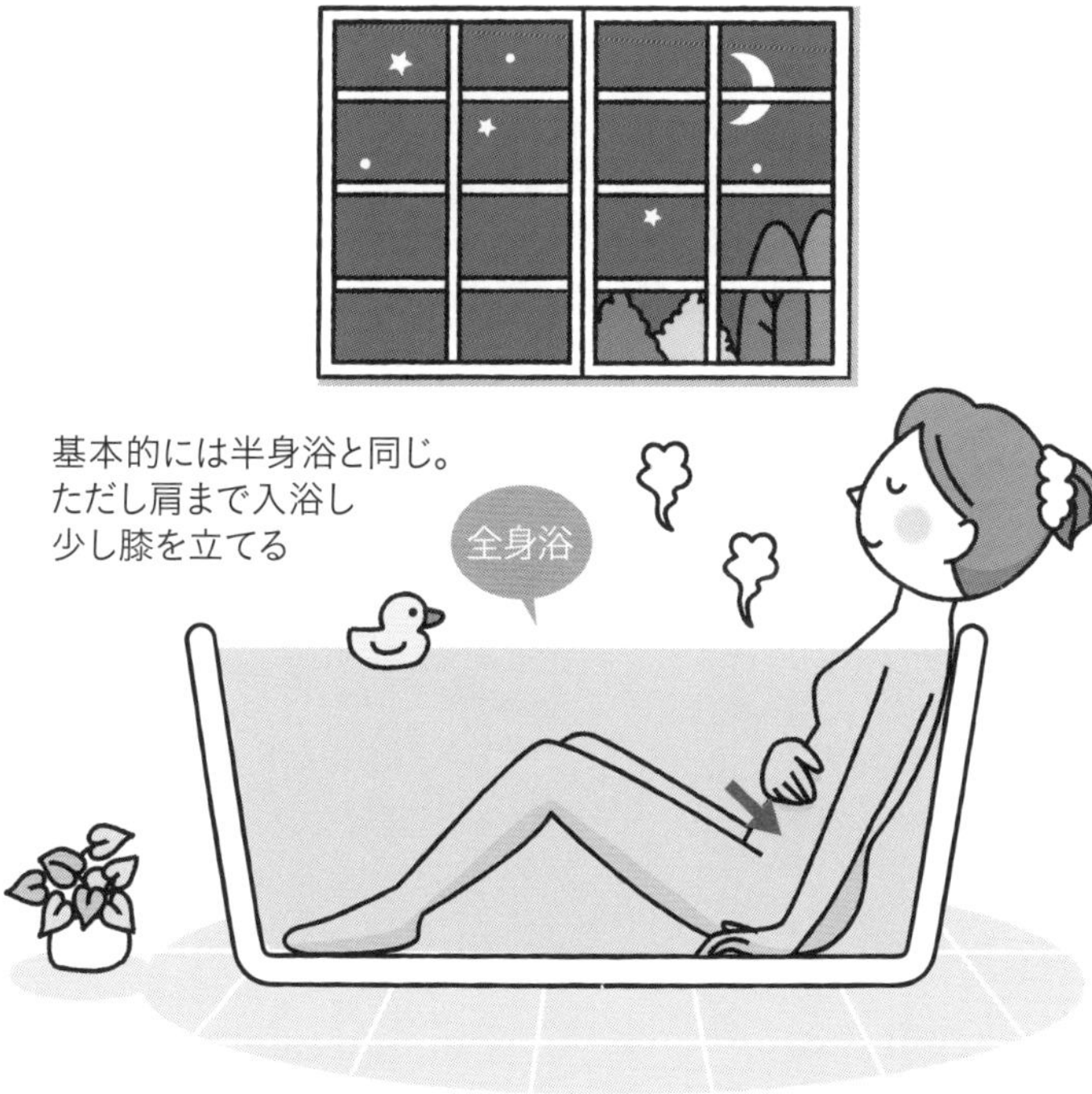
基本的には半身浴と同じ。
ただし肩まで入浴し
少し膝を立てる
全身浴

①右手のヒラで右側から左側へハンド・プッシュ
②左手のヒラで左季肋部より直腸方向に向けてハンド・プッシュ

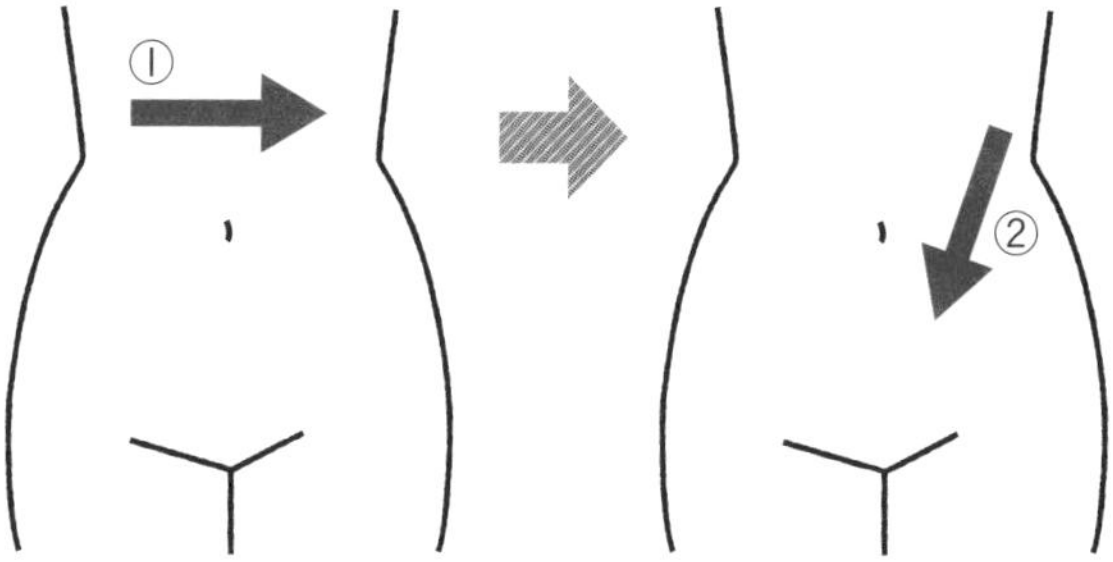

29

ドローインで腸ストレッチ

お腹を引き締める効果があるとして少し前に流行った、「ドローイン」という体幹トレーニングをご存知でしょうか。

もともとは、腰痛のリハビリを目的とした理学療法の一種です。それを健康法やダイエット法に応用して話題になりました。

ドローインは、実は腸にほどよい刺激を与えるのにも、効果的なのです。意識的にお腹を凹ませることで、お腹の前面の筋肉だけでなく、側面や背中側の筋肉も使われるため、腸全体に自然に刺激が加えられるからです。

ドローインは、背すじをしっかり伸ばした状態で、意識的に大きくお腹を凹ませるだけでいいです。

気づいたときにいつでもできますから、生活に取り入れ、1日の中でできるだけおこなうようにしてください。続けているとインナー・マッスルが強化されて、排便時（排ガス時）に必要ないきむ力が強くなります。

ドローインで腸ストレッチ

①背すじをしっかり伸ばし、あごを引く。同時にお尻の穴を締めるようにすると、さらに効果的だ

②お腹全体に力を入れてキュッと凹ませる

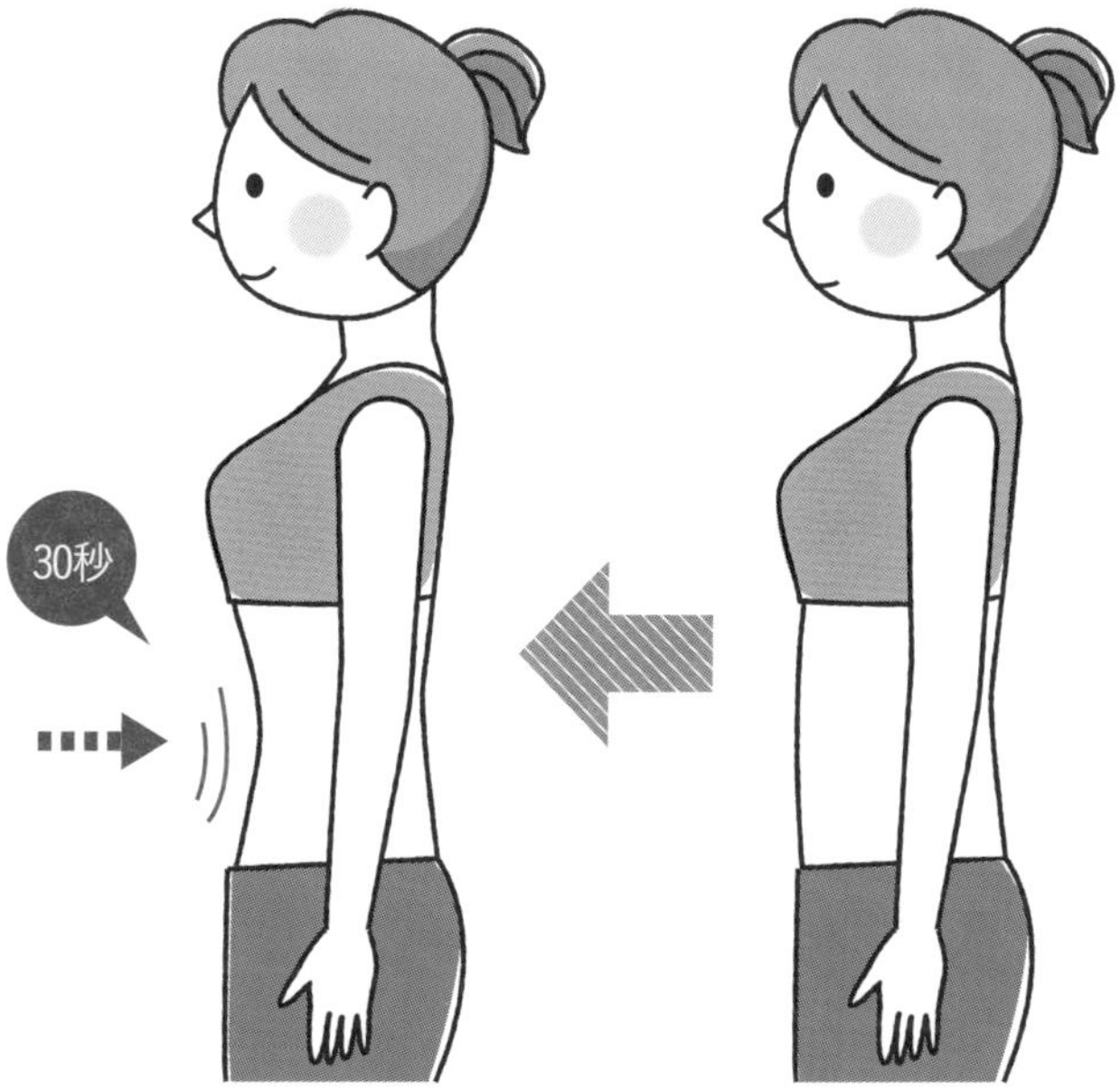

③この状態を約30秒キープする。その間、呼吸は止めずに自然におこなう

30

腸ストレッチで胃・便秘をスッキリ

以前、私のクリニックで、慢性便秘症の人で、かつ大腸内視鏡検査で異常所見のない人の中で、胸やけや胃部膨満感などの症状があり、胃・十二指腸内視鏡検査で逆流性食道炎を認めた人は9％いました（06の図を参照）。

このような現象が起きるのは、慢性便秘症で腹部膨満感が出現すると、腹圧があがり、特に横行結腸にガスが溜まると胃を圧迫して、胃の排出に影響して、逆流食道炎を起こすためと考えられます。

このような場合に、腸ストレッチをおこない、**お腹のガスの排出を積極的におこなうと、腹圧が軽減し、胃の圧迫感も軽減して、胸やけや胃部膨満感などの自覚症状を軽減させることが可能**になるのです。

若い人の中で逆流性食道炎だと診断される人がいますが、その多くの人には便秘や便秘傾向があります。このような人は、逆流性食道炎の治療に加えて便秘の治療をおこなわないと、症状が改善しない場合があります。

腸ストレッチで胃・便秘をスッキリ

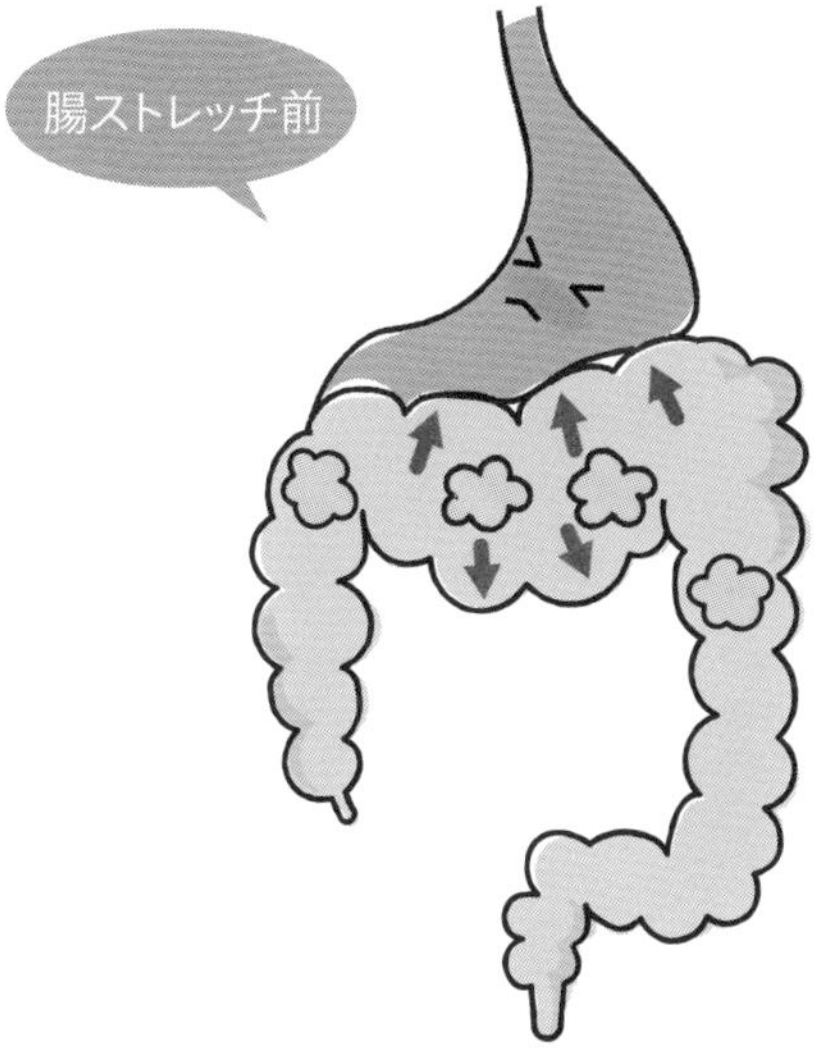

横行結腸のガスが矢印の方向に腸を押し、胃を圧迫。腸のガスで腹圧が上昇することで胃の圧迫に結びつく

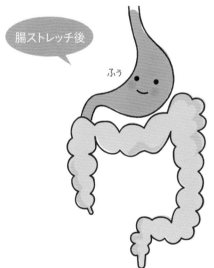

横行結腸などのガスが抜けて胃の圧迫を軽減へ

コラム3

［年齢別］効果的な腸ストレッチ＋食事法

腹部膨満感は年齢に関係なく若い人にも年配の人にも見られます。ただしその原因は若い人と年配の人では多少異なります。

若い人に比較的多いのはダイエットを引き金にして便秘になった人です。これは、年配の人ではありいません。

年配の人は、他の基礎疾患であったり、運動不足、食事量の減少、あるいは、そもそも腸管機能が低下していることが大きな原因です。

では、食事療法をどうすればよいのかというと、一言で言って両者とも地中海式和食（104ページ参照）でよいのですが、若い人は朝食をしっかり摂ることが重要です。年配の人は、硬便を普通便にしやすい、水溶性食物繊維を多く摂るべきです。つまり、果物（キウイフルーツ、カンキツ系など）、ごはんは大麦ごはん（スーパー大麦ごはん、もち麦ごはん）にして比較的多く摂るとよいでしょう。

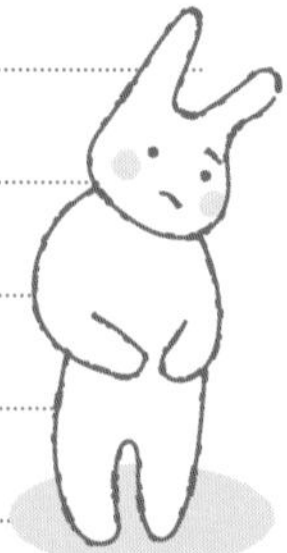

PART 4

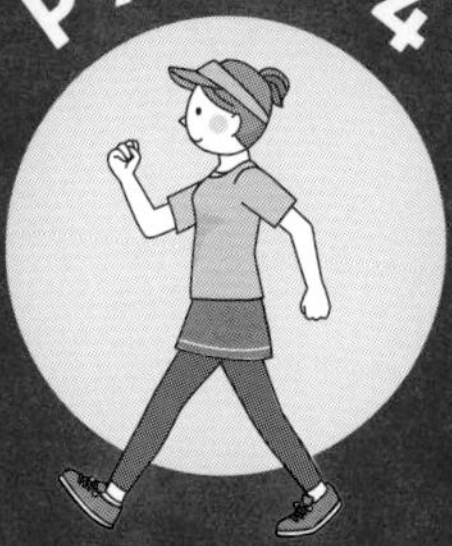

腸ストレッチを効果的にする食事・運動

31

腸ストレッチを補佐する食事法

腸ストレッチでお腹のガスを排出するメリットについては、これまで述べてきた通りです。ここでは腸ストレッチを補佐する食事法について解説します。

腸ストレッチをおこなうとき、硬い便（硬便）が腸内でフタをしているとガスが排出されにくくなるので、普通の便からやや軟らかい便（軟便）にすると、フタがなくなり、ガスが抜けやすくなるのです。

つまり、腸ストレッチでさらにガスを排出しやすくするには、軟便にする食材や腸管運動を促進するような食材を積極的に摂ることが必要です。ヨーグルトだけを大量に摂ったとしても、あまり解決にはつながりません。

では、どのような食材を選んだほうがよいかというと、次のような食材になります。また、**腸ストレッチに効率的な食事メニューは、地中海型食生活と地中海式和食になります**。食材とメニューについて、詳しく解説していきます。

腸ストレッチを補佐する食材

①水溶性食物繊維の多い食材
キウイフルーツ、カンキツ類、大麦（もち麦、スーパー大麦）、納豆…

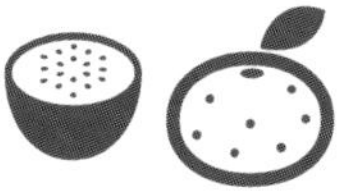

②マグネシウム含有量の多い食材
ヒジキ、ワカメ

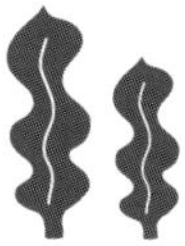

③消化管作動性食材
エキストラバージン・オリーブオイル（オレイン酸の作用）

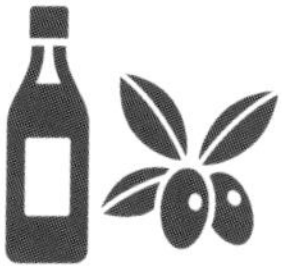

④オリゴ糖

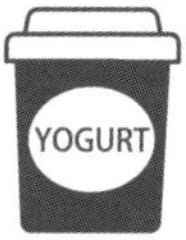

⑤植物性乳酸菌ラブレ菌

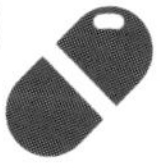

⑥甘酒

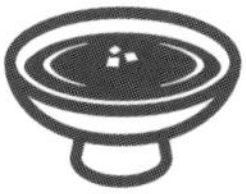

⑦ビタミンC

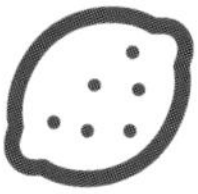

32

腸ストレッチに良くない食材

まず、食物や飲料水を摂ると腸内にどんなことが起こるのかを知っておくことが重要です。

腸内ガスは食物が腸内細菌によって分解されるときに発生します。つまり、食物の内容によって腸内ガスの量やにおいが大きく変わってきます。

腸内ガスの量やにおいに影響する食材は次の通りです。

・炭水化物、穀物

イモ類や豆類などの不溶性食物繊維を多く含むものを多く摂ると、腸内の細菌により分解され、二酸化炭素・水素・メタンなどのガスが発生します。これらはあまり臭くないガスです。

・タンパク質、硫黄

肉や卵などのタンパク質や、にんにくなど硫黄分が多い食物が腸内細菌（主にウェルシュ菌などの悪玉菌など）で分解されると、微量でも硫化水素や二酸化硫黄、インドール、スカトールなどのにおいを持ったガスが発生します。

・炭酸飲料

ビールやソーダ、コーラなどの炭酸飲料を多く摂取する人のほうが、摂取しない人よりもガスの量が多いと言われています。

以上のような食材を摂ることでガスが出やすくなります。成人では1日に0・5～2リットルのガス（1回50～500ミリリットル前後、10～20回前後）が排出されると言われています。

ただし、**ガスが発生することは決して悪いことではありません。あくまでガスが排出しにくい状況をつくってしまうことが問題**なのです。なお、小腸には食物繊維を分解する酵素などがないため、食物繊維は小腸で消化吸収されず大腸に送られて、大腸内の腸内細菌で分解されます。このときにガスが発生するのです。

つまり、小腸内にはほとんどガスがなく大腸に存在するのです。なので、大腸内に残渣《ざんさ》（便の元）が溜まりにくい食事を摂ると大腸内にガスが溜まりにくく、さらには腸ストレッチが有効に作用するのです。

つまり、多量な便が溜まりにくい食事＝硬便になりにくい食事が腸ストレッチの効果をよりアップします。

ですから、穀物、野菜、果物などの不溶性食物繊維を多く摂っても、便が硬便になりにくい水溶性食物繊維を多く含む食事（たとえば大麦ご飯、キウイフルーツ、イチゴなどの果物）、消化管内の食物残渣（便の元）のすべりをよくしてくれる食事（エキストラバージン・オリーブオイルを毎日15～30ミリリットル摂る）、植物性乳酸菌（ラブレ菌など）や麹菌（みそ、しょう油、漬物、甘酒）を多く含む食事、つまりは**「地中海式和食」が腸ストレッチを効果的にする食事**と言えるのです。

ガスが比較的多かったり、においを伴うことが多くなる食材

・**炭水化物、穀物**
（イモ類・豆類など）

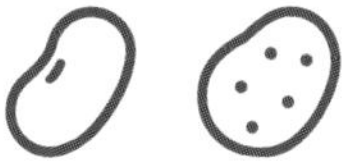

・**タンパク質、硫黄**
（肉・卵・にんにくなど）

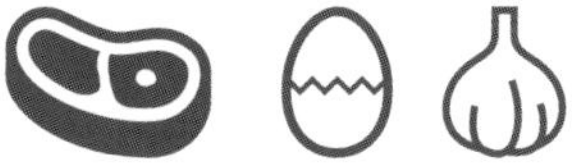

・**炭酸飲料**
（ビール・ソーダ・コーラなど）

ガスが出てもにおいはあまりなく、ガスを排出しやすくなる食材

・**水溶性食物繊維**
（大麦ご飯、キウイフルーツ、イチゴなどの果物）

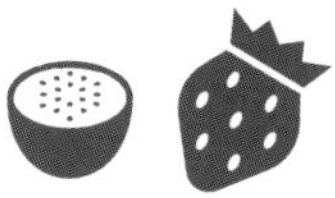

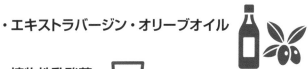

・**エキストラバージン・オリーブオイル**

・**植物性乳酸菌**
（ラブレ菌など）

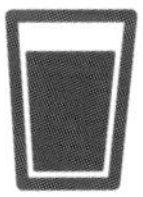

・**麹菌**
（みそ、しょう油、漬物、甘酒）

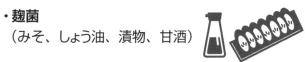

33

腸ストレッチに効果的な地中海式和食

腸ストレッチに効果的な食事メニューは、地中海型食生活と地中海式和食です。これらは、消化管作動性食材であるエキストラバージン・オリーブオイル（オレイン酸を多く含んでいる油を比較的短時間に多く摂ると、腸で吸収されずに残り、腸内の残渣がすべりがよくなって排出しやすくなる）や水溶性食物繊維を含有する食材、いわゆる発酵食（みそ汁・漬物など）を摂る食生活です。

地中海型食生活では、エキストラバージン・オリーブオイル、穀類、果実、魚などを主体に摂りますが、米を主食とし、野菜、果実、魚などをおかずにする和食に似ていることに気づきます。

その違いは、エキストラバージン・オリーブオイルを使用するかどうかだけです。これまで日本人が摂ってきた**和食にエキストラバージン・オリーブオイルを加えた「地中海式和食」**は、食物繊維が豊富で腸ストレッチを有効に作用させます。

地中海型食生活ピラミッド

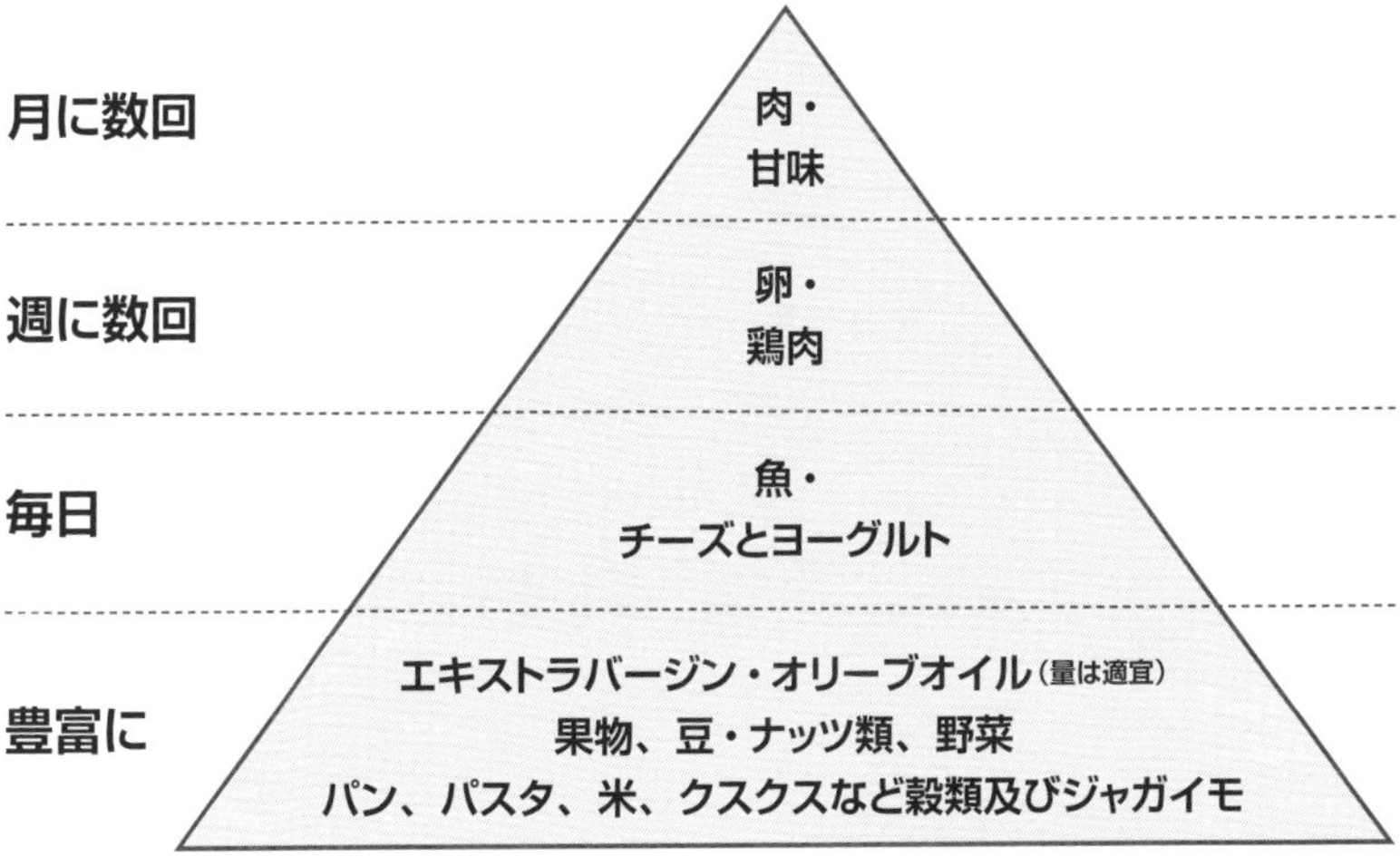

出典：「地中海型食事に関する国際会議」を参考に作成

地中海式和食ピラミッド

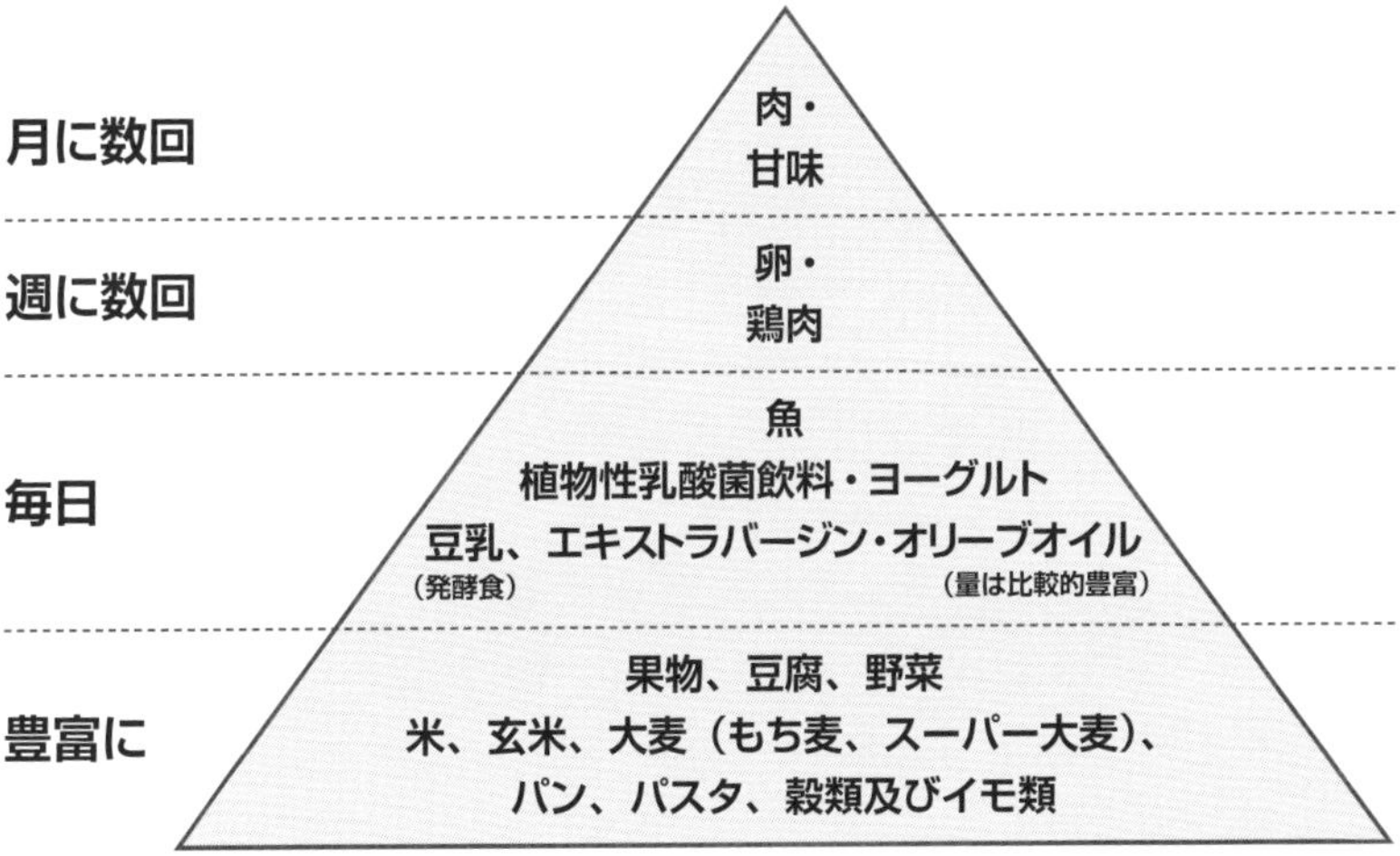

出典：松生試薬

地中海式和食　メニュー例

ある病院の減塩食に地中海食の素材を加えたもの

	自宅調理の例	コンビニ飯の例
朝食	●大麦ごはん ●みそ汁 ●アジの干物 ●切干大根 ●グリーンサラダ　1カップ ●豆乳 ●漬物	●大麦ごはん（大塚製薬） ●かまぼこ ●切干大根 ●グリーンサラダ ●漬物 ●豆乳
昼食	●パスタ（ペペロンチーノ〔シラタキ入り〕） ●グリーンサラダ（エキストラバージン・オリーブオイル、バルサミコ酢、塩） ●リンゴ　1個	●トマトパスタ ●グリーンサラダ ●リンゴ　1個
夕食	●大麦ごはん ●具だくさんのみそ汁（シラタキ入り） ●豆腐ステーキ、エキストラバージン・オリーブ酢みそディップ ●エキストラバージン・オリーブオイル入り納豆 ●グリーンサラダ ●漬物 ●デザート　葛切り（黒みつ）	●大麦ごはん（大塚製薬） ●おでん（厚揚げ、はんぺん、ちくわ etc.） ●エキストラバージン・オリーブオイル入り納豆 ●グリーンサラダ ●漬物

地中海式和食　メニュー例

ある病院の減塩食に地中海食の素材を加えたもの

	自宅調理の例	コンビニ飯の例
朝食	●ライ麦パン　1個 ●野菜炒め（シラタキ入り） ●固ゆで卵 ●無脂肪ヨーグルト	●ライ麦パン ●グリーンサラダ ●ゆで卵 ●無脂肪ヨーグルト
昼食	●大麦ごはん or おにぎり　1個（玄米） ●みそ汁 ●きんぴらごぼう or ひじき ●グリーンサラダ（エキストラバージン・オリーブオイル、バルサミコ酢）	●大麦ごはん（大塚製薬） ●きんぴらごぼう ●グリーンサラダ
夕食	●大麦ごはん ●みそ汁 ●コロッケ ●からし和え ●焼きナス ●鮭のムニエル ●漬物	●大麦ごはん（大塚製薬） ●味噌汁（インスタント） ●シーチキン（缶詰）or サバの塩焼き（セブン - イレブン） ●コロッケ ●グリーンサラダ ●漬物

出典『腸医が教える こうすりゃ健康 コンビニ飯』（中央公論社）を一部改変

34

植物性乳酸菌で腸ストレッチを応援!

乳酸菌は、発酵食品の中で発生する菌の一つです。ヨーグルトやチーズなどの動物性由来のものと、みそ・漬物などの植物性由来のものがありますが、体内での働きはほぼ同じと言われています。ただし、動物性乳酸菌は、胃液(胃酸)や腸液で死滅しやすいのですが、**植物性乳酸菌は生命力が強く、温度変化や酸にも負けずに生きたまま大腸に届きやすいという特性を持っています。**

大腸に達した植物性乳酸菌は、大腸を酸性にし、悪玉菌が棲《す》みにくい環境をつくります。つまり、お腹のガスの悪臭のもとになるウェルシュ菌などを棲みにくくし、お腹のスッキリ感にも大きく関係していると言われています。

左ページの図に示すように、動物性乳酸菌に比較して植物性乳酸菌は胃液や腸液に負けずに生きて大腸内に届くので、腸内環境を良好に保つのです。

ですから、腸ストレッチの補助的食品としてとても有用な菌なのです。

植物性乳酸菌は生きたまま大腸に届く

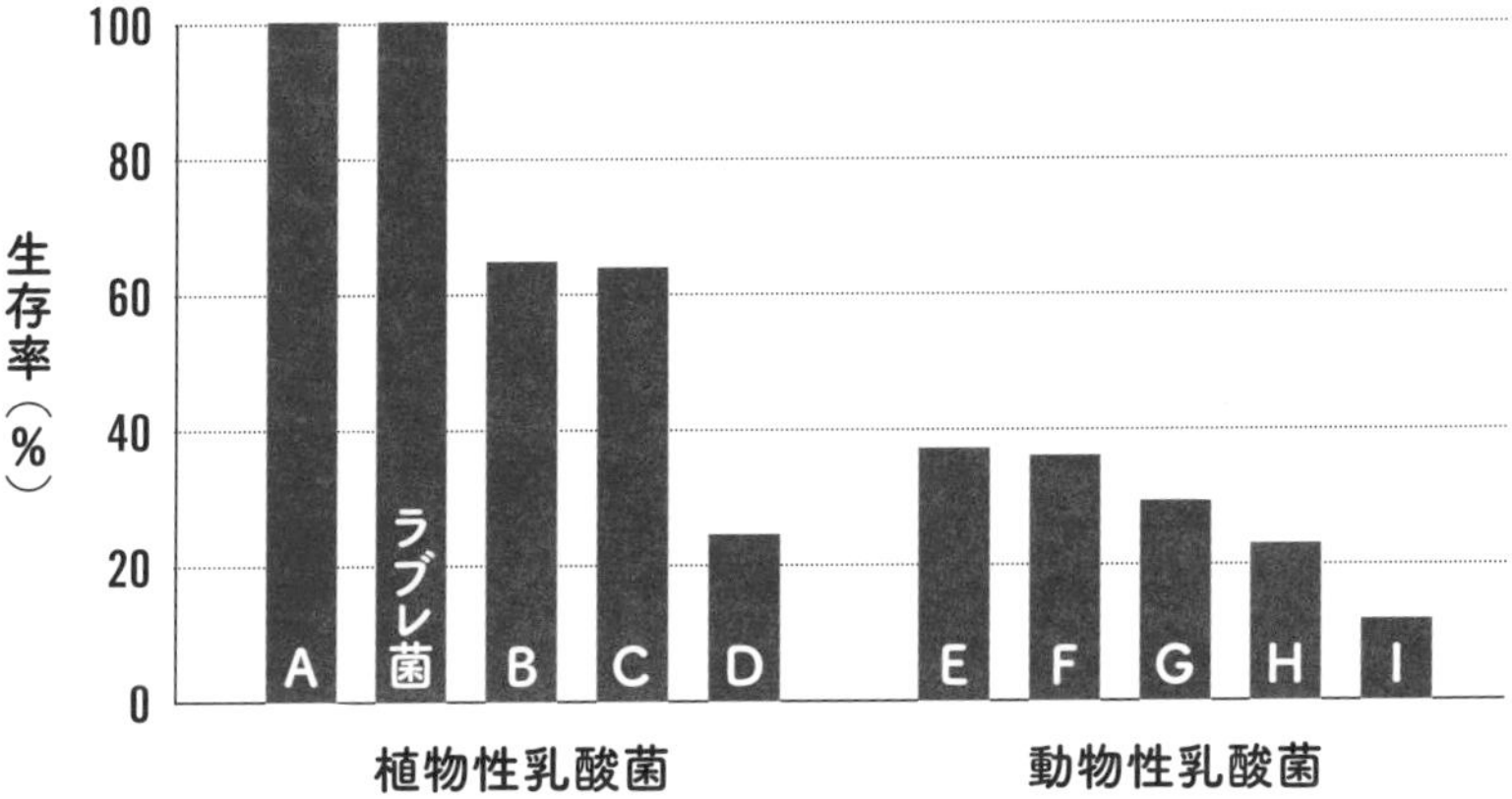

10種類の乳酸菌を人工胃液に3時間、人工腸液に7時間つけた場合の生存率。A～Iはカゴメ（株）保有菌株。植物性乳酸菌の中でもラブレ菌の生存率が高く、ラブレ菌は生きたまま大腸まで届きやすい
※カゴメ（株）調べ

発酵食品をたくさん摂ろう

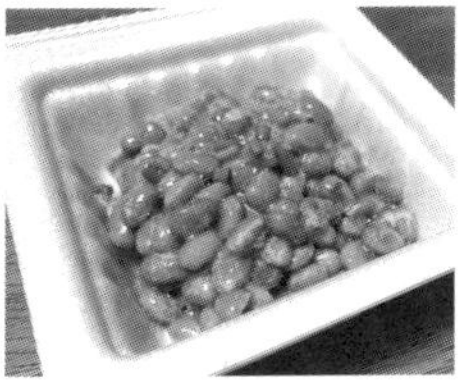
納豆

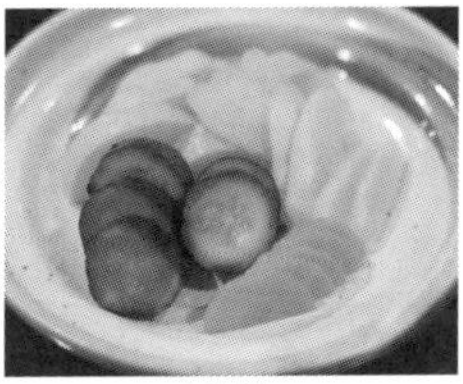
漬物

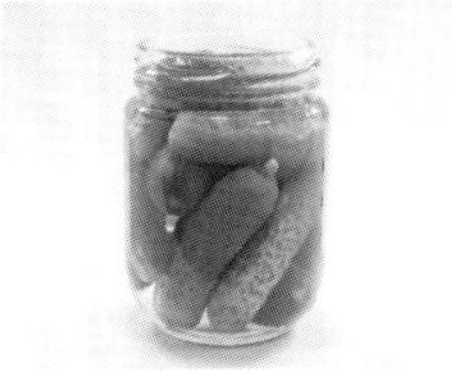
ピクルス

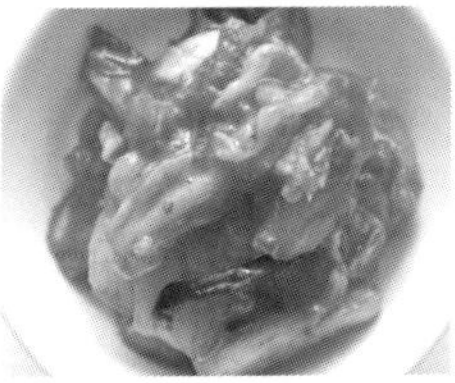
キムチ

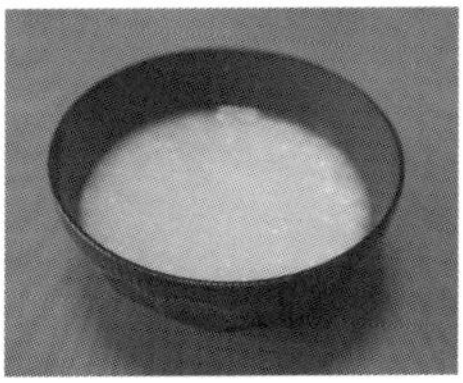
甘酒

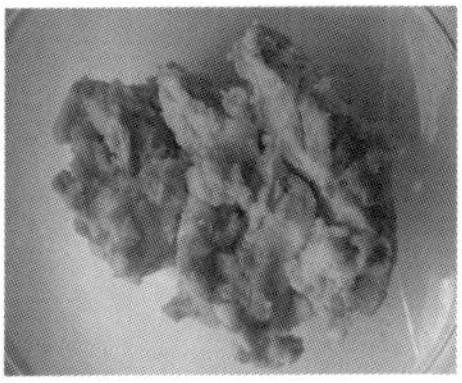
酒粕

その植物性乳酸菌の中でも特に生命力が強い乳酸菌が、ラブレ菌です。

ラブレ菌とはLactobacillus brevis KB290の略称で、ルイ・パストゥール医学研究センターの故・岸田綱太郎医学博士が、1993年に京都の伝統的な漬物である「すぐき漬け」から分離した植物性乳酸菌です。

注目したいのは便秘への効果です。私のクリニックで慢性便秘症の患者さんにラブレ菌のカプセルを4週間服用してもらってデータをとったところ、ラブレ菌を摂取した期間の下剤の使用量があきらかに減少しました（左図参照）。

このような、植物性乳酸菌による便秘改善効果により、腸内のガスが排出されやすくなることで、より腸ストレッチの効果が生まれやすくなります。

つまり、ラブレ菌を摂ることによって便秘改善はあるものの、それだけでは完全にガスを排出するまでにはならないときもあるのです。

腸ストレッチを組み合わせることで、よりスッキリ感を得ることが可能になると示唆されます。

ラブレ菌で下剤の量が減少

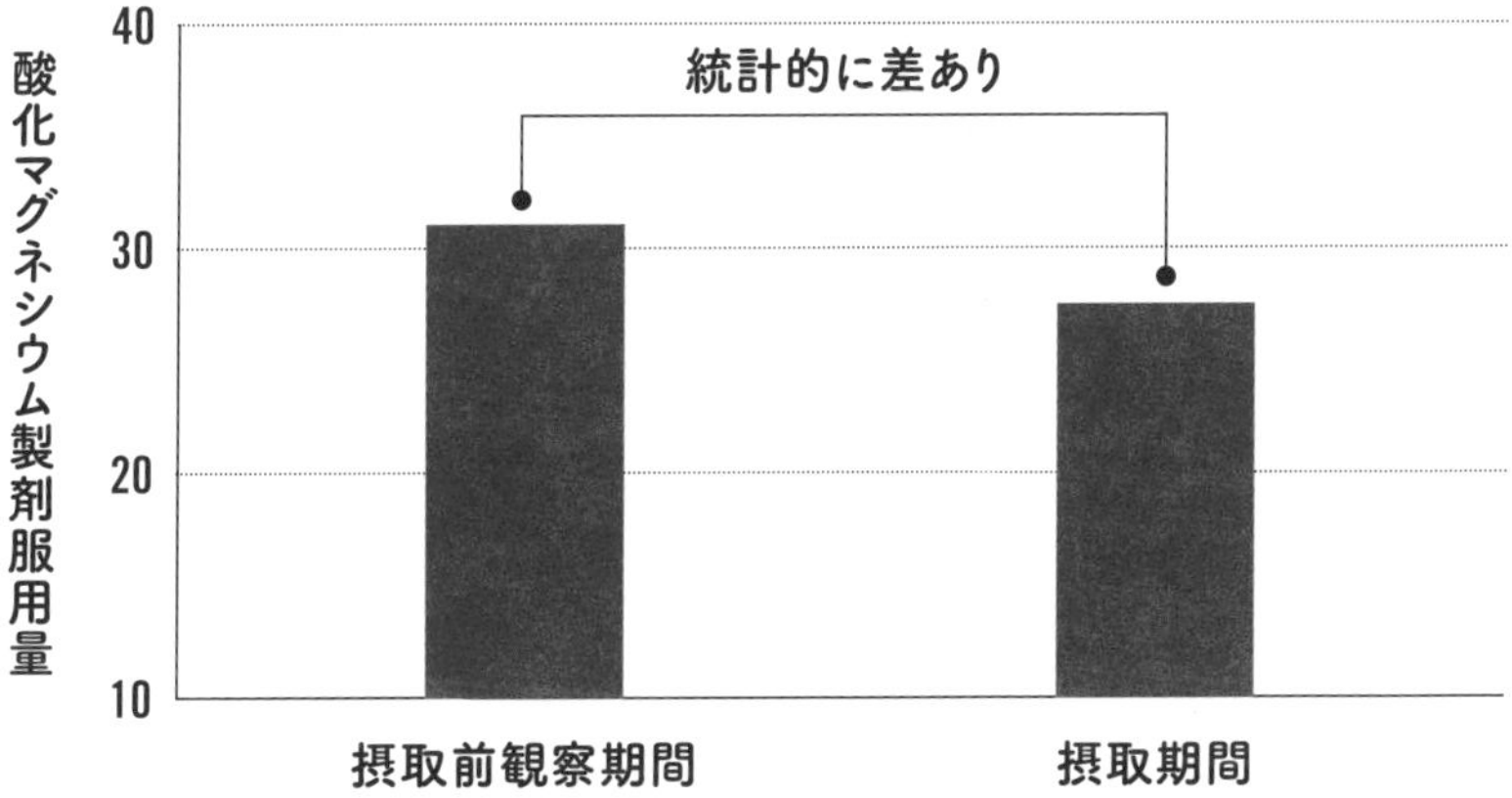

松生クリニック便秘外来に通院する慢性便秘症の患者で、「下剤の服用に不安を感じる」と答えた44名を対象に4週間ラブレ菌含有カプセルを摂取してもらった結果、下剤の使用量が減少した

ラブレ菌は「すぐき漬け」から発見された植物性乳酸菌

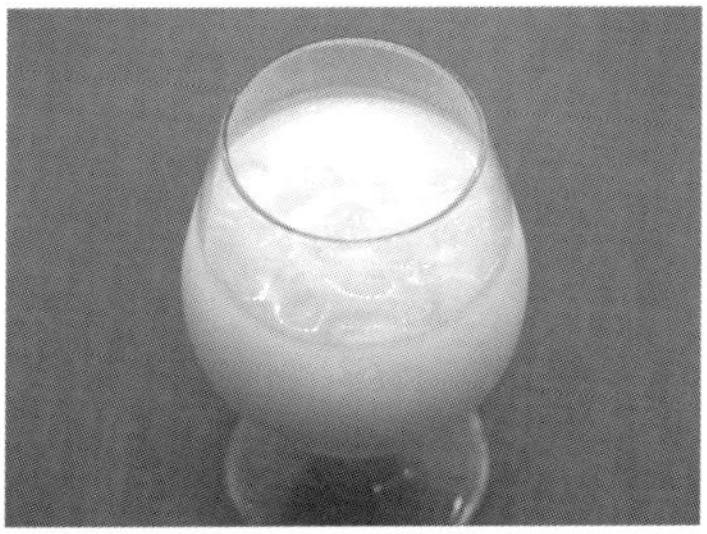

ラブレ菌入り飲料

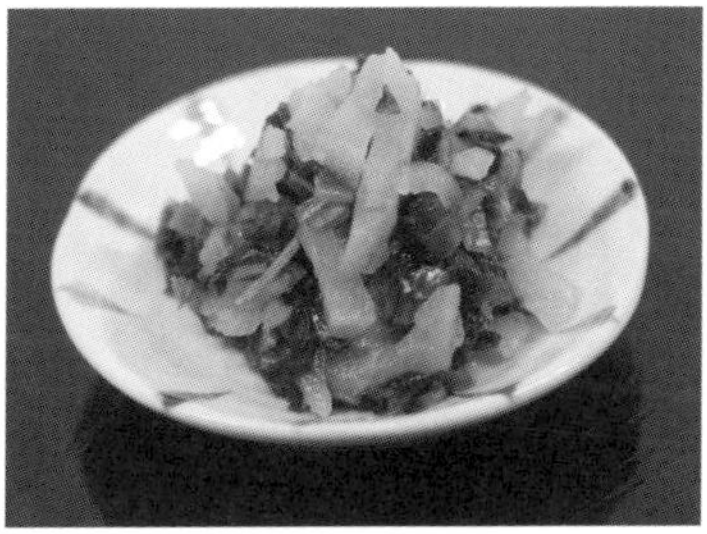

すぐき漬け

35

腸ストレッチを補佐する運動

腸ストレッチでは、腸管を刺激することでガスの排出を促すわけですが、**歩くことで腸管運動を促進することがわかっています**。また、家にずっといたり、寝たきりのままだと便秘傾向になることは、皆さんも経験的にご存じではないかと思います。

実は、歩くことがどのようなメカニズムで腸管運動の促進につながるかは明確になっていませんが、運動することで、腸内細菌叢（腸内フローラ）がよくなることまでは判明しています。

ではどの程度歩けばよいかというと、1日に最低でも30分以上は連続して歩いてもらいたいものです。夏であれば、朝、すずしいとき、冬であれば、日中のあたたかい時間帯を選んで、歩いていただければよいでしょう。

さらに余力があれば、腹筋運動や軽いスクワットなども腸管運動の促進に有効といえます。

腸ストレッチを補佐する運動

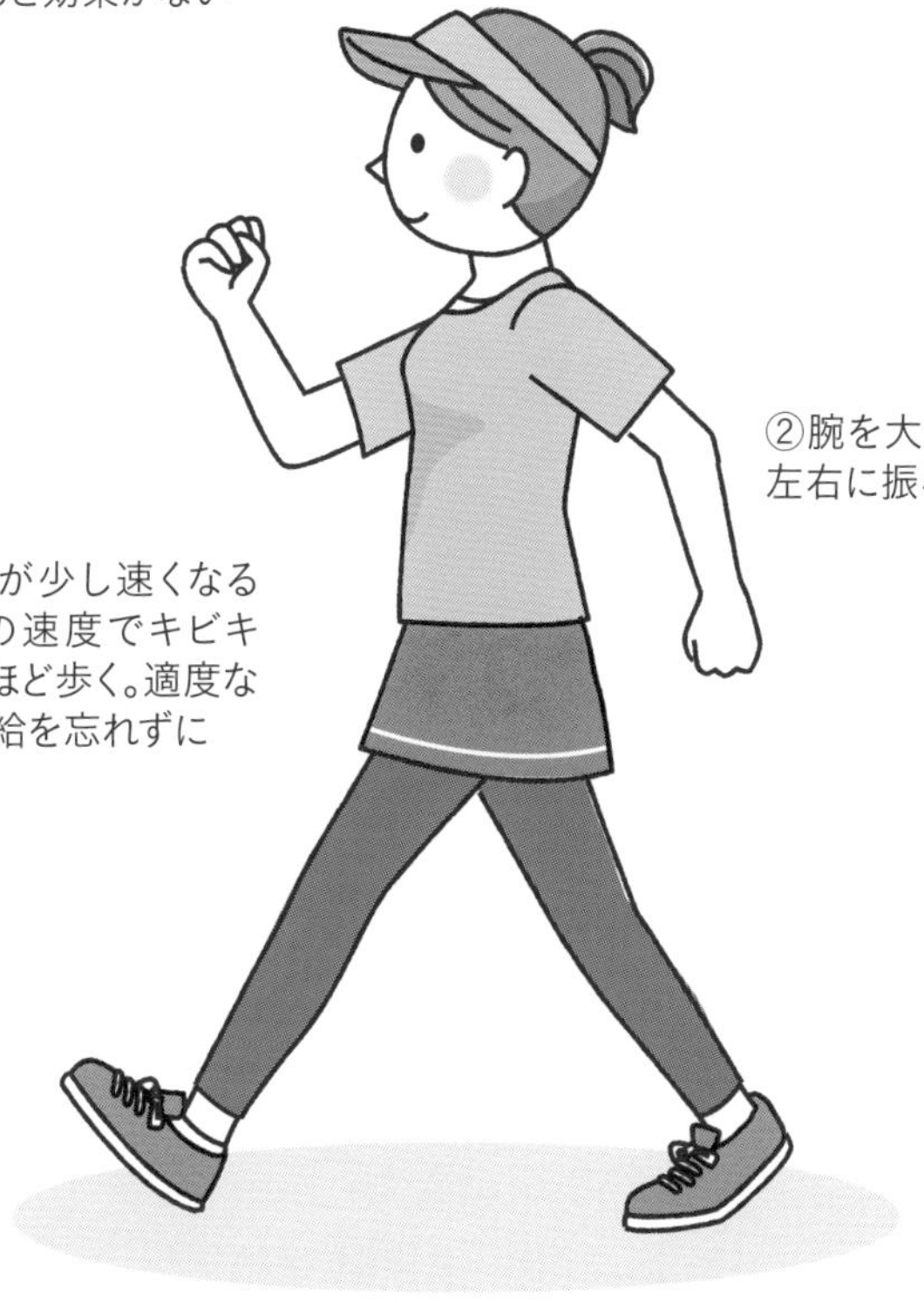
①姿勢よく、歩幅をやや広くして歩く。背中を丸めると効果がない
②腕を大きく左右に振る
③呼吸が少し速くなるぐらいの速度でキビキビ30分ほど歩く。適度な水分補給を忘れずに

通勤や買い物のとき、なるべく歩くようにしよう。エレベーターではなく階段を利用する、などしてみよう

36

腸にガスが溜まらないようにするには

腸のガスは、誰もが1日に0・5～2リットル前後排出しています。ただし、硬便や便秘になるとガスが排出しにくくなります。またお腹が張っているのに我慢していると、排出しにくくなってしまいます。

さらに気を付けなければならないのは、アントラキノン系の下剤（センナ、ダイオウ、アロエなど）を長期間摂っていると、大腸黒皮症（大腸メラノーシス）が発症し、腸を動かす腸管神経叢の障害を起こし、腸の動きが悪化、さらに腸管が拡張し、ガスが排出しにくくなるのです。

ですから、アントラキノン系の下剤や便秘に有効とされる漢方製剤を、長期に服用することは絶対におススメしません。

また、高齢になると腸の弾力性が低下して、これまたガスが排出しにくくなるのです。このような腸には、腸ストレッチをおこなうことが有効なのです。

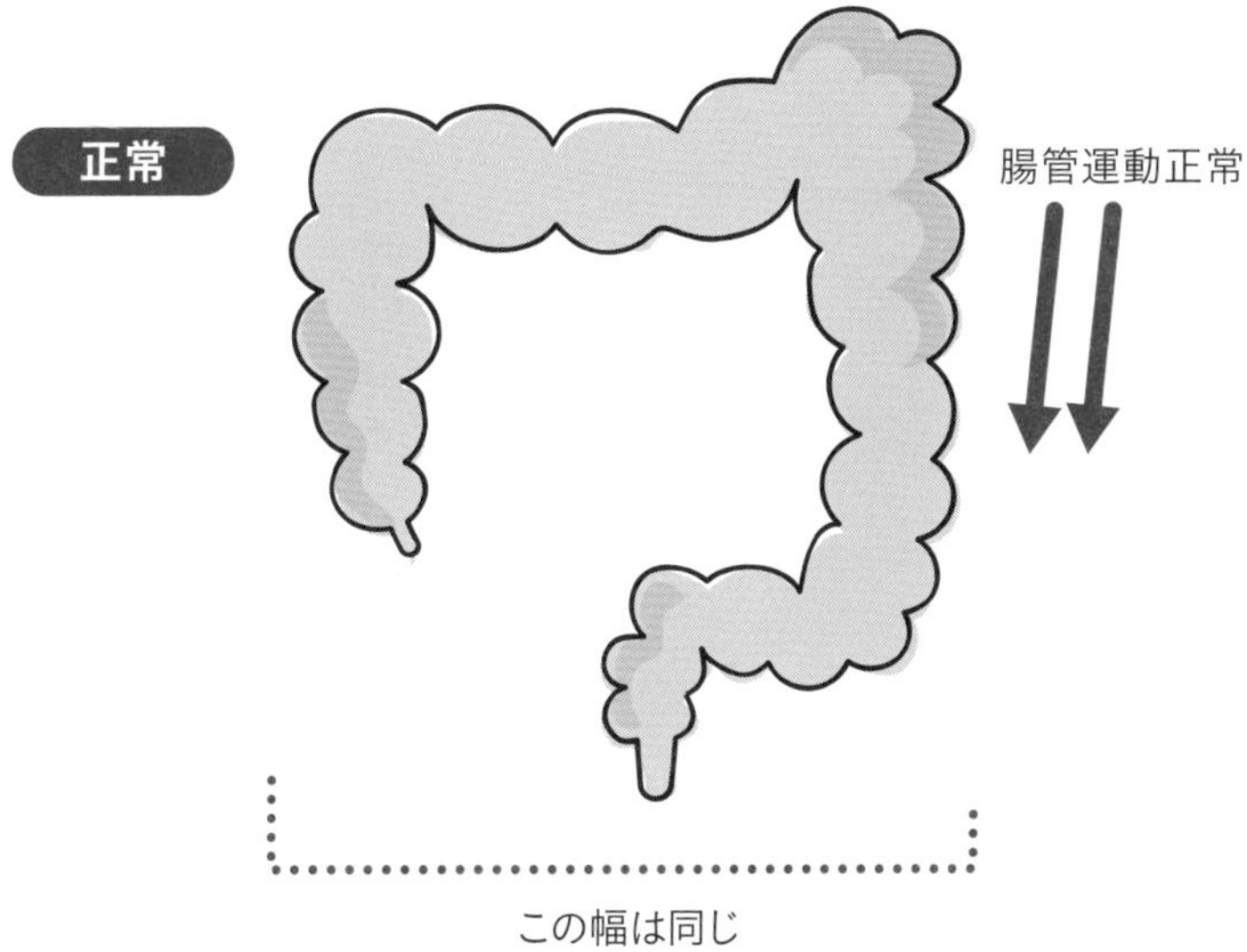
正常
腸管運動正常
この幅は同じ

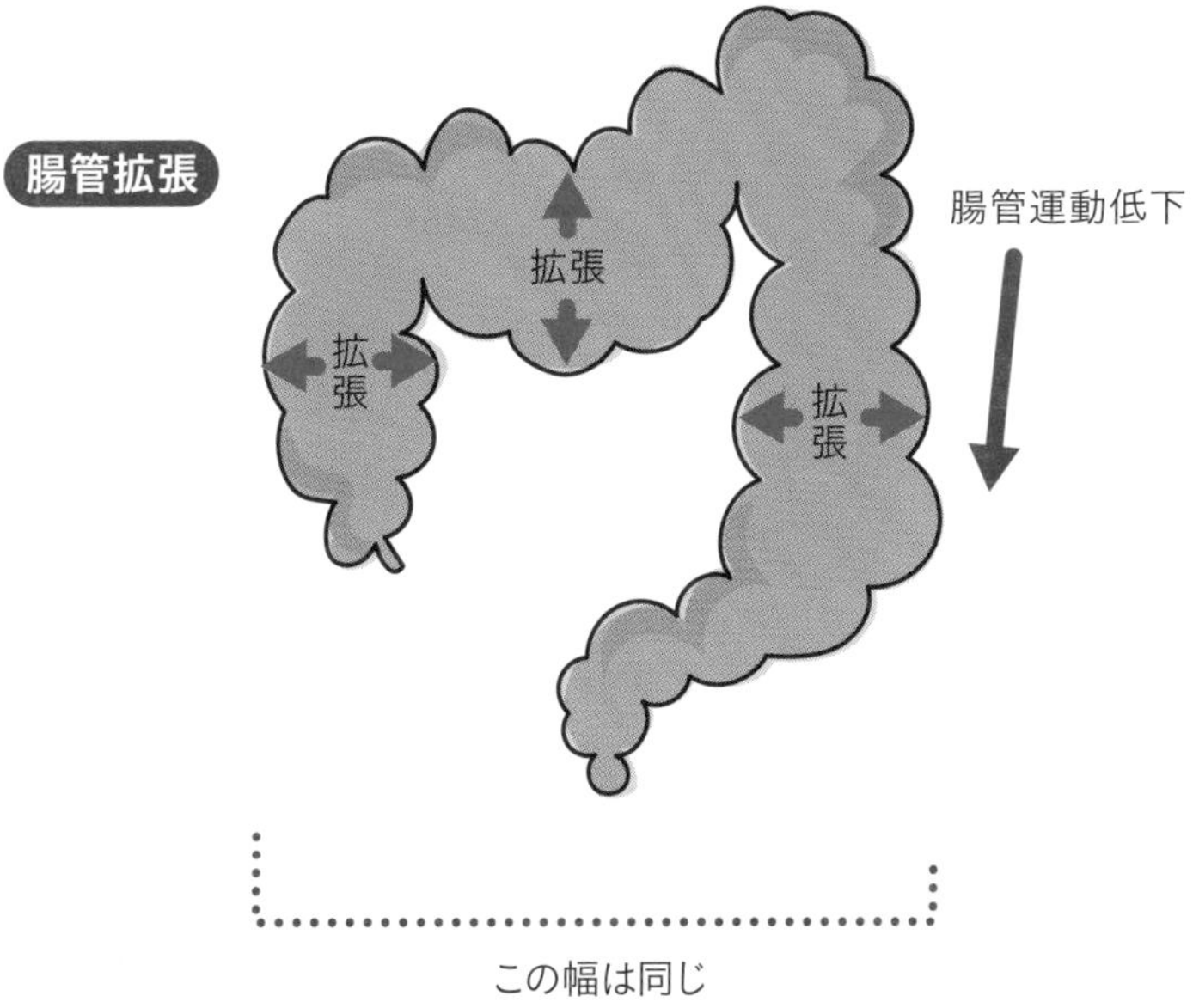
腸管拡張
拡張
拡張
拡張
腸管運動低下
この幅は同じ

おわりに

腸ストレッチが生まれたわけ

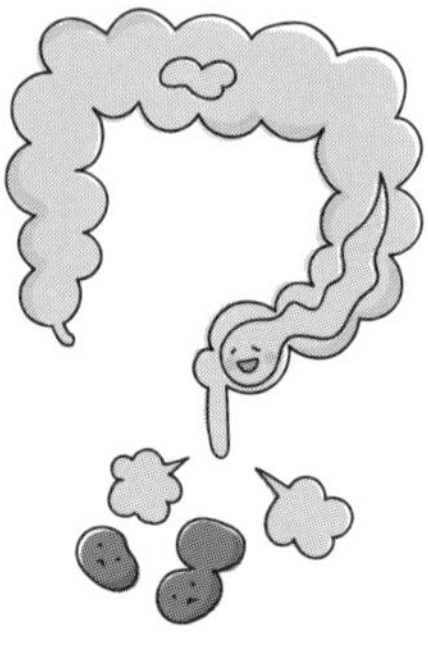

大腸内視鏡検査終了後の患者さんの苦しみを救うには？

私が、大腸内視鏡検査や上部消化管内視鏡検査を主とする、消化器病専門医として、特に大腸内視鏡検査を施行するようになってから、30年以上が経ちました。

当初は、大腸内視鏡検査を完全に施行し、大腸がんなどを発見することしか眼中にありませんでした。１９９４年より、横浜の内視鏡検査センターである「松島クリニック」の常勤となり、1日に20〜30人もの大腸内視鏡検査を施行するようになりました。松島クリニックでは、10年間勤務しましたが、その間に約2・5万人もの大腸内視鏡検査を施行したのです。

そこでは、1時間に6人程度の患者さんの大腸内視鏡検査を安全かつ苦痛なく施行することが求められました。大腸内視鏡検査中には、大腸の腸管内をくまなく観察するために、腸管内に多少の空気を入れて、腸管を拡張して観察をします。観察し終わったら大腸内視鏡のスコープの先端から、注入した空気を再度吸引し、腸管を元の状態にへこませてスコープを抜くのですが、このとき、多少は空気が残存してしまうことがあります。

松島クリニックでの大腸内視鏡検査は、ほぼ全員、鎮静剤、鎮痛剤を注射して施行しているので、眠っている間に、10分程度で大腸内視鏡検査が終了します。検査が終了した当初は、意識がもうろうとしているので、腹部膨満感などのお腹の症状はわからないのですが、目が覚めてくると、中には腹部膨満感を気にする患者さんも存在しました。

松島クリニックでは、腹部膨満感のある患者さんに対して、肛門から細いゴムのチューブを挿入して、サイフォンの原理を使った圧迫でお腹の中の空気を抜くことがありました。また、大多数の患者さんは、トイレに行って自力でいきんだりお腹を圧迫してもらうことで、排ガスをすることが可能でした。

ただ、わずかではありますが、なかなかガスの抜けない患者さんもおられました。そのような人は、どちらかというとやせ型で、腸管の屈曲が強いと考えられる患者さんだったのです。

また、松島クリニック以外の施設で、大腸内視鏡検査を受けた患者さんの話を聞くと、大腸内視鏡検査自体に、鎮静剤、鎮痛剤を投与せず、検査時間も30分以上かかり、お腹に空気が充満してなかなか抜けなかったとおっしゃる患者さんもいました。

中には、2～3日もの間、なかなかお腹の空気が抜けず、苦しい思いをしたので、「大腸内視鏡検査は二度と受けたくない」という人さえ存在しました。

2004年1月に、私が松生クリニックを開院したときから、大腸内視鏡検査や胃内視鏡検査をおこなった患者さんに対して、検査終了後は来院したときと同じ状況で帰宅できるようにすることをめざしてきました。

では、どのようにすべきか考えたときにとったのが、まずは大腸内視鏡検査を短時間で終了する（それだけ空気を注入する量が少なくなる）ことと、全員、ゴムの細いチューブを肛門から直腸程度まで挿入し、大腸内視鏡検査時に残った空気を抜くという方法でした。

この方法を施行することで、大多数の人は、来院したときと同じ（お腹のスッキリした）状況で帰宅することが可能でした。しかし、中にはゴムのチューブを肛門から挿入してもなかなかほぼ全量のガスの抜けるところまでいかない患者さんも存在しました。

大腸内視鏡検査後に実感した腸ストレッチの効果

特にやせ型の女性は、右側腹部（上行結腸の周囲）に溜まったガスが抜けにくいときがありました。そこで私自身が手のヒラで患者さんの腹部を圧迫し、溜まったガスを移行させ、S状結腸から直腸まで移行させることで、排ガスをさせるようにハンド・プッシュをおこなったのです。

こうすることで大腸内視鏡検査を受けたほぼすべての患者さんが苦痛なく帰宅できるようになったのです。現在までに私のクリニックで2万人前後の患者さんが大腸内視鏡検査を受けていますが、大きなトラブルになった人は一人もいません。

このような方法を実施しているのは、全国で私のクリニックだけのようです。この排ガスのしかたを応用した「腸ストレッチ」は、科学的根拠に基づいた方法です。

腸ストレッチを皆さんの生活の中に取り入れていただき、快腸ライフを手に入れるために、少しでもお役に立てれば幸いです。

なお最後に、私がおススメする大腸内視鏡検査を受けられる施設のリストを載せておきます。40歳以上になると大腸がんにかかるリスクが出現しますので、できれば腸ストレッチをおこなう前に、一度受けておいていただきたいものです。

熟練した医師による痛くない大腸内視鏡検査が受けられる施設

日本橋レディースクリニック
東京都中央区日本橋室町 1-5-2　東洋ビル 8 F
電話 03-3516-3150
https://nl-clinic.jp/

武蔵小山胃腸内視鏡クリニック
東京都品川区小山 4-13-13
https://www.msk-cl.com/

さたけクリニック
東京都大田区大森北 4-10-2
電話 03-3761-5419
http://www.satake-cl.com/

ムラタ胃腸内視鏡クリニック
東京都三鷹市下連雀 3-2-1
電話 0422-76-7747（予約専用ダイヤル）／ 0422-26-8865（お問い合わせ）
https://www.muratakai.net/

すぎさか胃腸クリニック
東京都調布市仙川町 1-50-1　パール仙川 III3 階
電話 03-5315-8858
http://www.sugisaka-clinic.com/

なかじょう内科
東京都西東京市住吉町 3-9-8
ひばりヶ丘メディカルプラザ 2F
電話 042-438-6117
http://www.nakajo-naika.com/

さとうクリニック
千葉県船橋市前原西 4-17-16
電話 047-472-1727
https://www.sato-clinic-tcs.com/

土屋外科内科医院
千葉県いすみ市大原最上台 14-5
電話 0470-62-0007
http://tsuchiyageka.or.jp/

畠山クリニック
神奈川県横浜市港南区上大岡西 1-16-19
電話 045-848-2525
http://hatakeyama-clinic.jp/

井上胃腸内科クリニック
神奈川県横浜市港北区綱島西 3-2-20　綱島別所プラザ 2 階
電話 045-540-7754
https://www.f-inoueclinic.jp/

鎌倉医院
神奈川県横須賀市野比 2-29-22
電話 046-848-1896

篠ノ井鈴木病院
長野県長野市里島 88
電話 026-261-1515

磯崎病院
兵庫県川西市南花屋敷 4-6-16
電話 072-759-7938

豊永病院
福岡県飯塚市吉原町 1-9
電話 0948-22-5423
http://www.toyonaga.org/

松島クリニック
神奈川県横浜市西区伊勢町 3-138
電話 045-241-7311
http://www.matsushima-hp.or.jp/clinic/

松島クリニック汐留
東京都港区海岸 1-1-1 アクティ汐留 2 階
電話 03-3437-7311
http://www.matsushima-hp.or.jp/shiodome/

松生クリニック
東京都立川市羽衣町2丁目12-27
電話 042-522-7713
https://matsuikeclinic.com/

索引

【あ】

【か】

【さ】

【た】

【な・は】

【ま・や・ら】

松生恒夫（まついけ・つねお）

昭和30年（1955年）、東京都出身。松生クリニック院長、医学博士。東京慈恵会医科大学卒。松島病院大腸肛門病センター診察部長を経て、2004年に立川市にて開業。日本消化器内視鏡学界専門医・指導医。地中海式食生活、漢方療法、音楽療法などを診療に取り入れ、治療効果を上げている。『「腸寿」で老いを防ぐ』(平凡社)、『腸はぜったい冷やすな!』(光文社)、『寿命をのばしたかったら「便秘」を改善しなさい!』(海竜社)など著書多数。

専門医が教える
腸ストレッチでお腹スッキリ!

2020年10月31日　初版第1刷発行

著　者……松生恒夫
発行者……滝口直樹
発行所……株式会社マイナビ出版
〒101-0003　東京都千代田区一ツ橋2-6-3 一ツ橋ビル2F
電話 0480-38-6872（注文専用ダイヤル）
03-3556-2731（販売部）
03-3556-2735（編集部）
URL　https://book.mynavi.jp/

ブックデザイン…………鈴木大輔＋江﨑輝海（ソウルデザイン）
イラストレーション……笹山敦子
DTP……………………富 宗治
編集協力………………小嶋優子
印刷・製本……………中央精版印刷株式会社

※価格はカバーに記載してあります。
※落丁本・乱丁本についてのお問い合わせは、TEL0480-38-6872（注文専用ダイヤル）か、電子メール sas@mynavi.jp までお願いいたします。
※本書について質問等がございましたら、往復はがきまたは返信切手、返信用封筒を同封のうえ、（株）マイナビ出版編集第2部書籍編集1課までお送りください。
お電話でのご質問は受け付けておりません。

ISBN978-4-8399-7236-3

Printed in Japan